U0934147

· 福建省社科项目“近代福建与东南亚中医药跨域流动研究”（编号 FJ2019B040）阶段性成果

· 教育部人文社科项目“馆藏民国时期中医稿抄本目录编制与研究”（编号 20YJA870002）阶段性成果

·闽台中医药文化丛书

吴瑞甫全集

蔡鸿新　王尊旺　张孙彪　主编

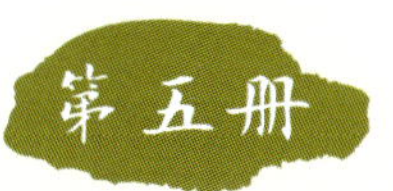

孙凤茹　主编

厦门大学出版社 XIAMEN UNIVERSITY PRESS 国家一级出版社 全国百佳图书出版单位

目　录

中西脉学讲义

诊断学讲义

病理学讲义

中西脉学讲义

吴锡璜　撰述
孙凤茹　校注

中華民國十一年六月初版

中風論二冊

定價 中紙洋八角 洋紙洋六角

撰述者 同安 吳錫璜

校訂者 同安 蘇式經

印刷者 上海 文瑞樓

發行者 上海 文瑞樓 蘇州 綠蔭堂

總發行所 上海文瑞樓書莊

内容提要

《中西脉学讲义》，分上下二卷，成书于1920年。该书是吴瑞甫依据生平所阅之脉书，如李梃的《入门脉诀》、李时珍的《四言脉诀》、郭元峰的《脉如》、张路玉的《脉法》、周学海的《脉学四种》等，精心选择。又以西法脉书互相参证，凡越两寒暑而成。卷上为脉学概论，分31个篇章，阐述“心为脉之原”、“三部九候”、“寸关尺分配脏腑”，以及“审脉元机”、“诊外感内伤法”、“浮沉表里辨”等诊脉方法，并介绍了近代西医关于心脏与血管的生理学知识，结合中国传统脉学理论加以阐述，部分篇章附以吴氏之临床体会。卷下为各论，分为29个篇章，阐述数、迟、浮、沉等三十种脉象及其主病。该书现有1920年、1922年上海文瑞楼石印本。本次校注以1922年石印本《中西脉学讲义》为底本，以《周氏医学全书》之《脉义简摩》《脉简补义》《诊家直诀》等为参校本。

目　　录

中西脉学讲义

序

昔黄帝生而神灵，其于脉法，犹曰若窥深渊而迎浮云，乃知脉学之不易也。六朝高阳生[①]剽窃晋太医令王叔和，撮其切要[②]，撰为《脉诀》，朱文公以其词最浅陋诋之。元戴同父[③]又刊其误，是书信者殊少。于是李濒湖、李梴[④]诸《脉诀》遂盛行于世。余友吴黼堂先生初习医时，亦宗二书。厥后浏览古今诸医说，博考东西各方书，恍然于脉学一道，仅读二书，犹未足以尽其妙，是必荟萃中外诸名言，参以生平所阅历，庶几有以得脉之真际[⑤]。先生以诸脉书多非善本，乃取明清以来各方籍，择其精切有据、足征实用者，参诸西说，以会其通。举凡常法变法、新久病法，及察脉各玄机，大率皆旧诀所未见及之作。书成，名之曰《中西脉学讲义》。不谓"脉诀"而谓"脉学"，因近世各省医学校以次成立，将与新医校讲新脉学也。此书一出，脉学必有定论，不致如前之家自为说，其有裨于我国医学之前途，岂浅鲜哉！是以为之序。

民国九年十二月，苏万灵[⑥]式经氏拜序

---

① 高阳生：五代时人，著《脉诀歌括》，假托王叔和所作。

② 切要：重点。

③ 戴同父：戴启宗，字同父，建业（今南京）人，元代医家。著《五运六气撰要》《脉诀刊误》。

④ 李梴：号健斋，江西南丰人，明代医家，著《医学入门》，为习医的入门阶梯。

⑤ 真际：真确的道理。

⑥ 苏万灵：字式经，福建同安人。宣统三年（1911年）岁贡，曾与吴瑞甫等人共结诗社。苏氏亦热心当地教育事业，是吴瑞甫创办的厦门国医专门学校校董会成员。

自 序

余家自明至今，世代皆以医名，而家中所藏之书仅数百卷。十余岁时，奉先严[①]筠谷公之训，谓医为世业，宜勤勤勉勉以从事乎此。遂谨志之，不敢忘。故虽习举子业，而所至之处，辄购医书，久之而积书颇富。又以近数十年来，西人医学日精，凡有译本，一经采访，见之恨晚。每得书，竭昼夜之力，必求得其所以然之故而后已。是后乃悟西人医术，非从事实习不为功，于是复与诸习西医者友。十年前，苏君为余言，西人近有脉波计，以测脉颇精。余因令试验之，不过能检疾徐及有力、无力，虽其曲线分别颇清，而诊脉之要，固不在此也。

二十年前，余得西书读之，谓动脉只通心，如何有寸关尺，如何有心肝肾肺脾命？且脉只一条血管耳，如何分别名目如此之多？意谓凡脉书欺人之语，皆不足信也。幸十余岁时，有读李梴《入门脉诀》及李时珍《四言脉诀》，以之测病，殊多吻合，方悟脉者血脉也。血行周身，无处不到，故脉以之诊周身之病，亦无处不到。予于是不敢指《脉诀》之非。

我国医者诊病，不能如西人打诊、听诊、试尿、试血之详，仅恃诊脉、闻声、察色，故细心分别处，亦不得不求精。且开国最古，人种最多，故经验亦最富。自汉至今，各家脉书均有异同，非凭虚构造，乃由经验来也。诊脉之法，亦古疏今密，综各家脉论而集其成，方悟前此通行之《脉诀》犹非善本也。

郭元峰[②]《脉如》多言常变，张路玉[③]《脉法》多本伤寒，视旧诀精密尤过之。周潜初[④]更综古今脉书七八十种而为《脉学四种》[⑤]，尤为博大昌明。予

---

① 先严：亡父。

② 郭元峰：即郭治，字元峰，广东南海人。清代医家，著《脉如》。

③ 张路玉：即张璐，字路玉，号石顽，江苏长洲人。明末清初医家，与喻昌、吴谦齐名，被称为清初三大医家之一。

④ 周潜初：即周学海，字澂之、潜初，安徽建德人。清末医家，著述颇多。下文多称周澂之。

⑤ 《脉学四种》：共十四卷，包括《脉义简摩》八卷，《脉简补义》二卷，《脉家直诀》二卷，《辨脉平脉章句》二卷，皆依旧法而衍释之。

本生平所阅历者，精心抉择，又以西法脉书互相参证，凡阅两寒暑①，始成是书。于微妙中益参微妙，于精致中更求精致，其视旧诀细切与否、实验与否，读者自能言之，不待予之多赘也。

习西医者，至鄙中医诊法，为野蛮未开时代，且沉滞于宗教之一境，此予所不服也。我国医学，由国家不重其事，至无学识之医生多滥竽充数，识者憾之。若自古至今之医说，以西医学说证之，亦多符合。尝有彼所谓应剖割者，用中医药屡见灵效，安在其必胜于中医耶！至于脉法，则中医实远胜西医，学者试取此书读之，当能信余言之不谬矣。

民国九年十一月，黼堂吴锡璜序于厦门之四春医院

① 寒暑：整年。

中西脉学讲义卷上

同安吴锡璜黼堂氏纂述
男树萱参校

心为脉之原

脉之源出于心。《内经》云心在体为脉，又曰心之合脉也，其荣色也。足见脉为血脉，与心之运血相应。西医哈士烈云：心为运血之经，周身血脉皆于此发源会归。试以心体脉管运血之势察之，其拥动之象常可摩觉。此拥动乃由心房逼血行于周身，心房一开阖，而血管之动脉应之。此跳动起点之区，我国名之曰虚里穴，在胸前之左第五、六条肋骨中，起落不已，以指按之，跳动频频。此即心房缩纵发血之势也。当一起之时，见其心尖撞击心外衣，即为下房发力。而当一落之后，始则心肌放纵，心尖往上击之，随更见其上下亦微胀。此则大脉管与血胀溢之证也。心房在内，一缩一纵，即胸前在外一起一落，而手腕之动脉管随与心之起落相应。脉书所谓"一呼一吸，脉来四至"者，即心房之一纵一缩为之也。我国脉书精微者不少，独于脉之来源曾未言及，无怪学医者之莫识旨归[①]也。

脉应于心何以能诊周身之病

脉者，血脉也。血脉循环，根于心脏，故西医诊脉，大抵以候心脏之病为多。而我国脉法独以候十二经络，于理似不可通，不思人之气血无处不到，故周身之病亦时常发见于指下之中。前此西医每以我国诊法为非，今则谓与心脏或全身病相关密切，盖即脉之搏动变化而知之也。以脉之形状勘之，凡失血脉芤，亡阴脉革，遗精白浊，其脉多结芤动紧，与夫心热脉洪，肺病脉涩，胃热脉数，肝胆病脉弦之类，大率有是证即见是脉。西医每以我国诊脉

① 旨归：主旨、要旨。

为不可凭，此皆未识脉法精微之奥也。夫人身，气血而已，气之所至，血即至焉。血液循环，由心脏入于血管，血管分动脉、静脉、毛细管。动脉即经也，静脉即络也，毛细管即以孙络也。动脉以受来自心脏之血液，而输送于毛细管；静脉即以集毛细管之血液，而还之于心。极之至细至微，目力所不能见之毛细管，而血亦灌注之。脉原于心，而十二经络之血液仍还注于心，以输送于动脉，如环无端，循行不已，脉所以能诊周身之病也。观此而《内经》所云“心为一身之主”，其义从可释矣。

三部九候

三部者，寸关尺也；九候者，浮中沉也。此说本于《难经》，以寸关尺三部，每部有浮中沉三候。三而三之，故曰九候。《脉诀刊误》[①]云：浮以候腑，沉以候脏，中以候胃气。又有谓浮候经，中候腑，沉候脏者，皆不必拘。大概寸关尺候身之上中下，浮中沉候经络、脏腑之表里，而上下去来候阴阳、血气之升降、嘘吸者也。此说最精最微，亦最有实验，自汉以下之名医皆主之。

寸关尺分配脏腑

脉只一条血管耳，而以三部分配脏腑，于义难通，从前西医驳诘，不为无见。然以我国旧法诊之，每多切实有据。璜幼读西医书，亦甚攻诘寸关尺分配脏腑之非。比后[②]临症日多，经验日富。如寸浮大，知其膈间不快；右关濡弱无力，知其胃痛吐水；左关浮弦而芤，知其脾必肿大；两尺浮沉有力，知其肠有积粪。大概本此诊断，往往获中。故知以寸关尺候病者，乃古圣贤探造化之精，始能言之，非末学识浅所能悟，亦非仅解剖死质者所能通其奥妙也。故旧诀虽非尽确切不移，虽不免歧途错出，仍存之以备参考。盖病变无常，必须活法变通，乃有济耳。拙评《三因方》[③]脉法颇有发挥，宜参阅之。

《内经》分配脏腑

左寸外候心，内候膻中

① 《脉诀刊误》：又名《脉诀刊误集解》，二卷，元代戴启宗撰著。

② 比后：此后。

③ 《三因方》：此指吴瑞甫撰著《吴黼堂评注陈无择三因方》八册，上海文瑞楼1934年刊行。

左关外候肝，内候鬲[①]
左尺外候肾，内候腹
右寸外候肺，内候胸中
右关外候胃，内候脾
右尺外候肾，内候腹

王叔和分配脏腑

左寸心、小肠　左关肝、胆　左尺肾、膀胱
右寸肺、大肠　右关脾、胃　右尺命门、三焦

李濒湖分配脏腑

左寸心、膻中　左关肝、胆　左尺肾、膀胱
右寸肺、胸中　右关脾、胃　右尺肾、大肠

以上分配脏腑，虽有稍异，而大旨可通。盖不外寸以候上、关以候中、尺以候下之法。周澂之曰：两尺以形之虚实候肾水，以势之盛衰候命火。此至精至确，圣人复起而不易者也。说亦切当，今存之。

布　指

欲诊三部，先以中指揣得高骨[②]，名曰关上。既得高骨，微微抬起中指，以食指于高骨之前取寸口。脉诊寸口毕，则微微抬起食指，再下中指取关上。脉诊关上毕，复微微抬起中指，又下无名指于高骨之后，取尺中。脉诊候之时，不可正对患人，要随左右偏向两旁，慎容止[③]，调鼻息，专念虑[④]，然后徐徐诊视。若乖张失次，则非法矣。

察病之后，先单按以知各经隐曲[⑤]，次总按以决虚实死生。然脉有单按浮、总按沉者，有总按浮、单按沉者，迟数亦然。要之，审决虚实，惟总按可凭。况脉不单生，必曰沉而紧，迟而细，浮而弦之类。其大纲不出浮沉迟数滑涩大缓八字，而其类均可推矣。

---

① 鬲：通“膈”。
② 高骨：腕骨。
③ 容止：仪容举止。
④ 念虑：思虑。
⑤ 隐曲：幽深曲折。

平　臂

病者侧卧，则在下之臂被压，而脉不能行。若覆其手，则腕扭而脉行不利。若低其手，则血下注而脉滞。若举其手，则气上窜而脉驰。若身覆，则气压而脉困。若身动，则气扰而脉忙。故病轻者宜正坐直腕仰掌，病重者宜正卧直腕仰掌，乃可诊脉。

至　数

健康之人，其脉之至数，大约每分钟平均凡七十或至七十六至。而每随所因而有差异之点，试列表如下。

（一）年龄　初生婴儿，其脉搏之数甚不一定，醒时一分钟约百四十至，睡时则为九十至一百。至十岁时，尚达至九十至。必十四五岁，方与成人无异。其至数如上七十至七十六之额。在健全者均无甚差异，迨[①]衰老至六十岁时，乃复加，大约有八十至。而全健康之老者，脉数常少，平均不逾六十至者往往见之。

（二）男女　女子脉之至数，常较同年男子稍多。

（三）身长　身长增加时，其脉之至数，每觉减少。

（四）时期　脉之至数，亦如体之随定期而变动。日中数增，入夜减少，在日晡[②]时达最大数，早晨则降至最少数。

（五）饮食　食顷与饱食后，或摄取热物之饮食时，此期间脉搏必增加。而不食时则减少。

（六）筋作用　身体运动，则周身热度奋发，常使脉至数增加，视寻常增至一倍。亦有仅变位置，平卧时脉数则少，端坐、起立则增加。重病恢复期之病人受影响尤著，仅使床上起坐，每见脉著明增进。故欲就切脉以候其至数，乃以仰卧之位置为最宜。

（七）精神兴奋　寻常之脉数，每缘精神兴奋而增加。神经系感觉过敏者，尤较健康所受之影响尤著。

（八）外围温度　外界温度变化剧甚时，亦影响于脉之至数。如温度上

---

① 迨：等到。

② 日晡：天将暮时。

升则脉数增加，温度下降则脉数减少。

以上八条，脉体至数，每有不同，为医者必先熟悉，方免错误。

脉 状

浮脉　举之有余，按之不足。

沉脉　举之不足，按之有余。

迟脉　呼吸三至，去来极迟。

数脉　去来促急，一息六七至。

滑脉　往来前却①，流利展转，替替然②与数相似。

涩脉　细而迟，往来难且散，或一止复来。

虚脉　迟大而软，按之不足隐指，豁豁然空。

实脉　大而长，微强，按之隐指愊愊然③。

芤脉　浮大而软，按之中央空，两边实。

洪脉　极大在指下。

弦脉　举之无有，按之如弓弦状。

紧脉　数如切绳状。

伏脉　极重指按之，着骨乃得。

革脉　有似沉伏，实大而长，微强，如按鼓皮。

微脉　极细而软，或欲绝，若有若无。

细脉　稍大于微，常有，但细耳。

濡脉　极软而浮细。

弱脉　极软而沉细，按之欲绝指下。

散脉　大而散者，气实血虚，有表无里。

缓脉　去来亦迟，小驶④于迟。

动脉　见于关中，无头尾，大如豆，厥厥动摇。

促脉　来去数，时一止复来。

结脉　往来缓，时一止复来。

---

① 却：退，还。

② 替替然：前后跳动替代频数貌。

③ 愊愊然：脉象坚实有力貌。

④ 驶：亦作“快”。

代脉　来数中止，不能自还，因而复动。脉结者生，代者死。

上下去来至止

察脉，须识上下、去来、至止六字，不明此字，则阴阳虚实不别也。“辨脉”曰：寸脉下不至关为阳绝，尺脉上不至关为阴绝。此上下之义也。“阴阳别论”曰：去者为阴，至者为阳；静者为阴，动者为阳；迟者为阴，数者为阳。“脉要精微论”曰：来疾去徐，上实下虚；来徐去疾，上虚下实。“平脉”曰：初持脉来疾去迟，此出疾入迟，为内虚外实也；初持脉来迟去疾，此出迟入疾，为内实外虚也。《难经》曰：呼出心与肺，吸入肾与肝。凡脉来盛去衰者，心肺有余，肝肾不足也；来不盛去反盛者，心肺不足，肝肾有余也。此去来之义也。成无己《正理论》曰：阳气先至，阴气后至，则脉前为阳气，脉后为阴气。脉来前大后细，为阳气有余，阴气不足。《脉如》[①]曰：动前脉盛，气有余；动后脉衰，气不足。应后脉盛，血有余；应后脉衰，血不足。此至止之义也。此数说皆阴嘘阳吸之大义，脉法之上乘，诊家之慧业[②]也。

真假疑似

医不明脉，固无以治病，而不明真假疑似，又无以别脉，其何以察元气之虚实，明生死吉凶之机要[③]哉？东坡云：大实有羸状，至虚有盛候。此处关头一差，生死反掌，为医之难，职是故耳。

持脉之道，先须理会其脉体，又须洞明其常变。凡平人之脉，有素大素小、素阴素阳，此赋自先天，各成一局，常也。邪变之脉，有倏缓倏急、乍进乍退者，此病气骤至，脉随气变也。故凡诊脉者，必须先识平脉，而后可察病脉；先识常脉，而后可察变脉。于常脉中可以察人之器局[④]寿夭，于变脉中可以察人之疾病吉凶，此诊家之大要也。浮为在表，沉为在里，数为多热，迟为多寒，弦强为实，细微为虚，是固然矣。然疑似之中[illegible]关系非轻，不可不察。如浮虽属表，而凡阴衰血少，中气亏[illegible]，是浮

① 《脉如》：脉学著作，二卷，清·郭治（字元峰）撰于乾隆[illegible]以《内经》、《难经》、《脉经》等著作为基础，结合个人临证心得，论述[illegible]

② 慧业：佛教用语。本指智慧的业缘，后多指对经典义理的研读。

③ 机要：精义要旨。

④ 器局：气量、度量。

不可概言表也。沉虽属里，而凡外邪初感之深者，寒束经络，脉不能达，必见沉紧，是沉不可概言里也。数为热，而真热者未必数，凡虚损之症，阴阳俱困，气血张皇，虚甚者数愈甚，是数不可概言热也。迟为寒，而凡伤寒初退，余热未清，脉多迟滑，是迟不可概言寒也。弦强类实，而真阴、胃气大损及阴阳关格等症，脉必豁大弦劲，是强不皆实也。微细类虚，而凡痛极气闭，荣卫壅滞不通者，脉必伏匿，是伏未必虚也。由此推之，凡诸脉中皆有疑似，皆须真辨。诊能及此，其庶几[①]乎。虽然，脉有真假，而实由人见之不真耳，脉亦何从假哉。

脉有禀赋时令之不同

人之禀质，各有不同，而脉应之。如血气盛则脉盛，血气衰则脉衰，血气热则脉数，血气寒则脉迟，血气微则脉弱，血气平则脉和。长人脉长，短人脉短。急性人脉急，缓性人脉缓。肥人脉沉，瘦人脉浮。寡妇室女[②]脉濡弱，婴儿稚子脉滑数。老人脉弱，壮人脉强。男子寸强尺弱，女子尺强寸弱。又有六脉细小同等，谓之六阴；洪大同等，谓之六阳。至于酒后脉数大，饭后脉洪缓，久饥脉空，远行脉疾，临诊皆须详察。

浮沉，有得之禀赋者，趾高气扬脉多浮，镇静沉潜脉多沉。又肥人脉沉，瘦人脉浮也。有变于时令者，春夏气升则脉浮，秋冬气降则脉沉也。有因病而致者，病在上、在表、在腑则脉浮，在下、在里、在脏则脉沉也。推之迟数滑涩、大小长短、虚实紧缓，莫不皆然。性急燥者脉多数，性宽缓者脉多迟，此得之禀赋也。晴燠[③]则脉燥，阴寒则脉静，此变于时令也。至于应病，亦如是矣。富贵则脉流畅，贫贱则脉涩滞，此禀赋也。肝脉属春则微滑，肺脉属秋则微涩，此时令也。至于应病，则主乎血气之通塞也。筋现者脉长，筋隐者脉短，此禀赋也。春长秋短，此时令也。长则气治，短者气病，此病变也。六阴六阳大小，得之禀赋也。时当生长则脉大，时当收敛则脉小，此时令也。邪有余则脉大，正不足必脉小，此应病也。肉坚实者脉多实，虚泡者脉多虚，此禀赋也。春夏发泄，虽大而有虚象；秋冬收敛，虽小而有实形。此时令也。若因病而异，则大而实，小而虚者，可验正邪之主病；大而虚，小而实者，可验

---

① 庶几：差不多、近似。

② 室女：未出嫁的女子。

③ 燠：温暖。

阴阳之偏枯。至于紧缓，得于禀赋者，皮肤绷急，脉多紧；宽松，脉多缓也。变于时令者，天气寒凝则筋脉收引，天气暄热则筋脉纵弛。因病而见者，或外感风寒，或内伤生冷，寒胜故收引而紧急有力。或热或温，筋脉纵弛，故软弱无力也。

脉有变幻无定

有是病必有是脉，病证之常也。乃有昨日脉浮，今日变沉；晨间脉缓，夕间脉数；午前脉细，午后脉洪。先时脉紧，后时脉伏。或小病而见危脉，或大病而见平脉，或全无病而今脉异于昔脉。变态无常，难以拘执[①]。然既有变态，定有变故，惟在善用心者，详问其故，核对于先后所诊之脉之症，则其脉变之由来及新夹之证，皆洞明矣。苟不详问脉变之故，但据脉立方，鲜不误者。

脉因动静而变，故安卧远行，脉形有别，无足怪者。若顷刻之动静，不必远行，即转身起坐五七步间，其脉即见数疾，坐诊之顷，随即平静，即换诊举手，平疾必殊，一言一笑，无不变更。此种脉候，非五尸祟气之相干，即真元内脱之明验。惟其内气无主，脏气不治，而后经脉之气失其根本，无所依据，而瞬息变更也。

脉分在气在血

气，无形也；血，有形也。气，动也；血，静也。动则无形者形矣，静者之形亦因动而见矣。然推其本，则气以动彰，血以形显，故候气者观其动，候血者观其形。夫脉之行也，以息往来，其动则气也，其管即血之质也。病在气分，候动之势；病在血分，候脉之形。气主呴之，血主濡之。血病当即累气，故候形者必兼审势；气病久乃累血，故察势者不必泥形。气虚血实，脉虽弱而按之必有形；血衰气盛，脉虽空而其来必有势。血气盛虚，分数各有多寡，总于形势微甚辨之，可以按指便见也。浮、沉、迟、数，皆气也；缓、急、滑、涩，皆形也。风伤卫者，脉浮缓；寒伤营者，脉浮紧。又凡凝痰瘀血，其脉虽濡散，而按之必有劲线，或如珠粒。气之升降不利，无论脉形虚、实、大、小，其动也，疏密不匀，强弱不均，或寸弱于尺，或尺弱于寸，或应指少力，或中道而

① 拘执：拘泥固执。

还。血盛者脉形必厚，血虚者脉形必薄，牢实与芤革可推也。气盛者来势必盛，气衰者来势必衰，濡弱与洪滑可例也。气周于外，血贯于中，故气寒而血为所束，脉即细紧；血虚而气无所归，脉即微散也。气郁与血结必殊，血虚与气弱不类，此分见者也；血热即见气脉，气寒即见血脉，此又互见者也。

舍证从脉　舍脉从证

治病之法，有舍证从脉、舍脉从证者，何也？盖有阳证阴脉，有阴证阳脉，有证虚脉实，有证实脉虚，彼此参互，急宜详辨。大都症实脉虚，必假实症也；脉实症虚，必假实脉也。夫外虽烦热而脉见微弱，必火虚也；腹虽胀满而脉见芤涩，必胃虚也，此宜从脉者也。有本无烦热而脉见洪数，非火邪也；本无胀满而脉见弦强，非内实也。此宜从症者也。虽真实假虚，非曰必无，但轻者必从证，重者必从脉，方为切当。

脉搏之调节

健康之体，精神和畅，其脉搏之调节，平等而整饬[①]，是谓平调脉。此即我国之所谓胃气也。若精神感动时，脉即稍稍不整，神经性之人大抵如此。且神经性者，当营深呼吸时，往往变其脉调，如呼气之终及吸气之始，脉搏最速，最深吸气时及呼气之始，又稍稍徐缓是也。

若病体之脉搏，则恒失其调节。其轻度者，于整齐脉搏之间有不整之搏动。强甚者，搏动全然不整，其大小有每动必异者，此名不调脉，或曰不整脉。最强甚者，尤在僧帽瓣[②]口狭窄见之。入心筋炎，脉之调节亦稍变，以此为其惟一之征候。此外，如代偿机能[③]障碍之心瓣膜各种异常，以及各种重症心脏衰弱，均可见不调之脉。但如心脏衰弱症，与其谓为脉息不调，毋宁以脉性不同为诊断上之标准可耳。此等之不整脉，其一二有休息时，毫不能触知脉搏，是名结代脉。结代脉可分为二：一由心脏收缩必经一定时期而休息，乃缺止脉也；一由心脏收缩力微弱，不能充分输送血液于桡骨动脉之内，是谓间歇脉。

---

① 整饬：整齐有序。

② 僧帽瓣：二尖瓣。

③ 能：原脱，据文义补。

不整脉之种类，又有称为交换脉及二连脉、三连脉、四连脉者。前之一种，由大小二脉互相交换，整齐不乱；后数种，则脉搏二至、三至或四至连续。其次即为间歇。此等脉搏见于代偿机能障碍之心脏为最多，服强心剂如毛地黄[①]等者，亦暂见此种脉。

按：以上所言之各种脉，即我国所谓结促代也，由心脏机能障碍者为多。僧帽瓣口，密接胸骨左第三肋软骨上缘。

胃气脉

邪气来也，紧而疾。谷气来也，徐而和。徐而和，即注家[②]所谓意思忻忻[③]，难以形容者也。

脉弱以滑，是有胃气，命曰易治。脉实以坚，谓之益甚。弱以滑非即胃气，病脉兼此，是有胃气耳。

四至和缓，固是无病，然惟中取之，须不大不小而四至和缓；浮取之，须似有似无而四至和缓；沉取之，须细柔流利而四至和缓。乃为无病。寸关尺三部，皆应分浮中沉如此。

脉贵有根

劳病吐血脉浮，若重诊无脉，乃无根将脱也。一切虚症、老病、久病、新产，均贵重诊有脉也。大汗者，其脉轻诊弱，重诊强。此里实也，审其当下，须下之。若轻诊强，重诊无，则将脱矣。惟浮沉皆得脉力平缓，乃为愈象。禀赋素弱，及大病新瘥，其脉皆芤而濡，所谓芤而有胃气也。若浮诊强，与沉诊悬绝，乃无根欲脱之候矣。不但痨病、久病，即卒厥、霍乱等急症，尤以有根为贵也。

---

① 毛地黄：重要的强心药物之一，可兴奋心肌，增强心肌的收缩力，改善血液循环，或直接抑制心内传导系统，使心率减慢。主治慢性充血性心力衰竭，对心脏性水肿有显著利尿消肿作用。

② 注家：注解古籍的人。

③ 忻忻：兴旺貌。

审脉元机

有是病即有是脉，脉在病后也。若夫病证未形，血气先乱，则脉在病先，诊脉而可以知将来之必患某病也。如今日脉沉，而来势盛去势衰，可知其明日必变浮也。浮者，病机外出也。今日脉浮而来势衰去势盛，可知其明日必变沉也。沉者，病机向内也。迟而有力，知必变数。数而少神，知必变迟。服泻药而脉势不减，知来日之必进。服补药而脉力不增，知来日之必减。此中机括[①]，微乎其微，明乎此，而诊法之元机妙用洞然[②]矣。

主病总义

病者，何也？外六淫也，内七情也。六淫，火暑风燥湿寒；七情，喜怒忧思悲惊恐也。此十三者，病之情也。有情必有症。症者，寒热虚实也。有症必有机。机者，升降敛散也。然而情之伤也，伤于何脏？机之动也，动于何经？此必有地以载之。载之者何？曰气而已矣，血而已矣。是故芤，血虚也；迟，气寒也；伏，气闭也；代散，气脱也；濡弱虚微，气血俱虚也；细紧，气血俱寒也；革，阴盛于上也；牢，阴盛于下也；洪促，气热于气分也；动滑，气热于血分也；浮数，气热于气分也；沉迟.气寒于血分也；弦革，气寒于气分也；紧结，气寒于血分也；细，血中气寒也；缓，血中气热也。长短同有气郁，气横于气分则长，气结于血分则短也。滑涩同有血虚血实，寒凝于血分则实而涩，热亢于气分则虚而滑也。而且寒极似热，热极似寒，实极似虚，虚极似实。如滑主疾也，而疾亦见涩。弦主肝也，而肝亦见濡。上气喘急，脉虚大也，而亦有紧细伏匿。孕脉必滑也，而亦有虚涩不调。又弦缓相反也，而风弦与热缓相似。滑涩相反也，而热涩与虚滑相似。搏与散相反也，而搏而累累不续，即与散同论。洪与伏相反也，而尸厥、霍乱，伏与洪同断。长与短相反也，而长而劲，短而搏，同主气逆、气郁。散与结相反也，而同主症瘕，正气未衰则结，正气既衰则散。亦有乍病食滞而脉散者，胃气新乱而未复也；或其人素有湿热，加之新伤，而中气益溃也。有以无脉为病所者，芤脉中空，即内主精血之伤也。有以有脉为病所者，紧脉浮数，即外主风寒之患也。抑尤有

---

① 机括：弩上发矢的机件，此处喻诊病的关键。

② 洞然：清楚明了。

要焉。滑伯仁曰：察脉须识上下、去来、至止六字真诀。故审脉者，凝神于指下起伏、去来、头本之势，而脉之真相无遁，即病之升降、敛散之真机，亦迸露[1]而无遁矣。明乎此，必知脉症断无相反，何则？有所以相反者在也。脉病断无不应，何则？有所以不应者在也。仲景曰：邪不空见，中必有奸。景岳曰：脉之假者，人见之不真耳，脉亦何尝假哉？斯言尽之矣。

亡阴亡阳脉证辨

徐灵胎曰：亡阴亡阳相似而实不同。一则脉微，汗出如膏，手足厥逆而舌润；一则脉洪，汗热不粘，手足温而舌干。但亡阴不止，阳从汗出，元气散脱，即为亡阳矣。然当亡阴之时，阳气方炽，不可即用阳药，宜收敛阳气，不可不知也。亡阴之药宜凉，亡阳之药宜热，一或相反，无不立毙。标本先后之间，辨在毫发，举世更无知者，故动辄相反也。此论可谓切矣，然有不得不辨者。《内经》曰：阳气者，卫外而为固也。又曰：阴在内，阳之守也。阳脱者，必阴不能守，而后阳无所恋。阴脱者，必阳不能固，而后阴无所藏。二者存与俱存，亡与俱亡者也。故"辨脉"曰：脉浮而洪，汗出如油，喘而不休，形体不仁，此命绝也，是阴阳一时并脱之绝症也。若骤因发汗太过，腠理开泄，必阳先亡而阴随之，未有阴在内而转先亡者也。徐氏以脉洪、肢温为亡阴，谓其所见皆阳症也，殊不知阳气外越即是亡阳；以脉微、汗冷为亡阳，谓其所见者皆阴症也，殊不知阴液外泄即是亡阴。况且亡阴亡阳，以气液分，不专以寒热判，即如过汗亡阳，过下亡阴，亦不过各言所重。故凡先患寒下之症，阴凝于内，阳越于外，外热里寒，面赤足冷，如白通、四逆症，此过下而反宜用热者也；大热内结，气血沸腾，喘汗大作，津液妄泄，如人参白虎、承气症，此过汗而反宜用凉者也。盖尝综而论之，以证则四肢厥逆，即亡阳也。继见烦躁不得眠，是阴燥而阴又亡矣。身大热而无汗，或汗不止，《内经》谓为阳脉之极，即亡阴也。大汗不止而身热，渐见厥逆，是阳绝而阳又亡矣。以脉则脉浮而洪，阳欲亡也；脉微如绝，阳已亡也；脉洪而按之无根，阴欲亡也；脉微而来如雀啄，阴已亡也。大抵先亡阳者，亡其阳之半，撤去阴之藩篱，然后阴亡，而阳即与之俱尽矣；先亡阴者，亡其阴之半，扰动阳之根株，然后阳亡，而阴与之俱尽矣。其可及施治者，皆先亡其半之时也。其后阴阳同时并离，无从措手，而其证亦难剖析必阴必阳矣。

---

① 迸露：显露。

亡阳药用热，是以热为主；亡阴药用凉，是以凉为主。非纯热纯凉也。仲景于白通、四逆症，皆有加胆汁、人尿例。旧解谓虑其格拒，故热因寒用也，殊不知此时真气微极，尚有何力能格拒耶？只因亡阳者阴必摇，若用纯热以回阳，则阴又被灼，而阳更无根矣。观其云脉微续者生，暴出者死，不敢用纯阳之剂，正预虑及此耳。亡阴之治，不可专用纯凉，亦犹是矣。复脉、救逆，皆其类也。

诊外感内伤法

王汉皋[①]曰：诊外感，执定浮沉以辨其寸关尺。盖初感由于经络，病在表，轻者寸浮盛，重者关尺亦见浮盛。迨传入里，生内热，则沉盛矣。病在上则见于寸，在中则见于关，在下则见于尺。

诊内伤，执定寸关尺以辨其浮沉。盖初病则分脏腑，各见于本位。在腑则本部浮，在脏则本部沉。迨日久有腑病而连引脏者，有脏病而伤及腑者，有数经兼病者，皆按部而察其浮沉。凡数经兼病，须察当前之症候形色与致病之因由，核对于脉象，得其主脑而治之。

汗　脉

《论疾诊尺》曰：脉盛而滑者，汗且出也。此即阳动则汗出之义。郁气盛发，鼓激津液外出，使荣卫和而邪去，是正脉法也。

《伤寒论》曰：若汗之不彻，其人烦躁短气，不知痛处，宜更发汗则愈。以脉涩故也，葛根汤主之。王汉皋曰：发汗后，其脉轻诊弱，重诊强，是仍有未出之汗，虽止之而不能止也。夫同一汗出不彻也，而脉一涩一强者，一则阳气能鼓汗自续出，《内经》所谓“脉滑者阴有余”[②]，为多汗也，一则阳不能鼓，荣气不盛，必待用药再发也。《伤寒论》又谓发汗已解，半日许复烦，脉浮数者，再与桂枝汤，即此义也。但汗后脉强，间有当下之证，又当急下之，而不得复汗矣。叶天士曰：温热汗后，但诊其脉，若虚软和缓，虽倦卧不语，汗出肤冷，却非脱症。若脉急疾，躁扰不卧，肤冷汗出，便为气脱矣。章虚谷曰：汗出脉静，身冷安卧，此正胜邪却也。汗出肤冷，脉反急疾，躁扰不安，此气

① 皋：原作“阶”，据清代医家王汉皋名及后文改。

② 脉滑者阴有余：原作“脉滑者为有余”，据《素问·脉要精微论》“滑者阴气有余也”改。

脱也。汗出身仍热，其脉急疾而烦躁，此正不胜邪，阴阳交之死症也。若脉急疾，躁扰不卧，而身热无汗，此邪正相争，吉凶将判也。得汗而脉静者生，不得汗与汗而仍身热脉躁者死。

痼疾宿疾脉

伏匿不出之老疾，身病而脉常不病；酝酿未成之大患，脉病而身常不病。宿疾有见脉症者，不名伏匿矣。如湿流关节，风藏骨骱，膈噎臌胀，瘫痪癫狂，哮喘石瘕等类，此皆有证有脉者也。

《三指禅》[①]曰：天下奇奇怪怪之症，诊其脉依然圆静和平者，老痰也。又以年壮体强，境遇丰顺，心情舒畅，血气流通，亦有不见脉者，稍或饮食劳倦，思虑忧郁，即见矣。虽然，犹有说焉。所谓不见者，仍泥《难经》结甚积甚之义耳。《素问·脉要精微论》曰：按之至骨，脉气少者，腰脊痛而身有痹也。痹，即痼疾类也。而云脉气少，盖有于平脉中偶见一二至牢强者，亦有偶见一二至濡弱者。牢强易见，濡弱难见也。凡病症迁延不愈，或病根不净，时愈时发者，皆痼疾也。

伏 疾 脉

诸脉浮数当发热，而反洒淅恶寒，若有痛处，饮食如常者，畜积有脓也。右寸迟细而略结者，苟无胸痛之症，必作半截呃，不能作长呃也。此即噎食之初起。脉弦滑，决其有痰，而其人自言无痰，及进活痰之剂，痰动而出多者。此皆隐伏未发之疾也。凡诊得其脉而无其证者，即宜审慎，或是未愈之宿疾，或是未发之隐疾也。

新病久病脉

盛启东[②]以新病之死生，系乎右手之关脉；宿病之死生，主乎左手[③]之关脉。盖新病谷气犹存，胃脉自应和缓，即或因邪鼓大，因虚减小，必须至数分

① 《三指禅》：脉学著作，三卷，清代周学霆撰。

② 盛启东：即盛寅，字启东，江苏吴江人。明代御医，著《医经秘旨》等。

③ 手：原作“尺”。

明，按之有力，不至浊乱。再参以语言清爽，饮食知味，胃气无伤，虽剧可治。如脉势浊乱，至数不明，神昏语错，病气不安，此为神识无主。苟非大邪瞑眩[①]，岂宜有此？《经》谓浮而滑为新病，小以涩为久病。故新病而一时形脱者死，不语者亦死，口开眼合手撒、汗喘遗尿，俱不可治。新病虽各部脉亏，细按尚有胃气，治之可愈。久病而左手关尺软弱，按之有神，可卜精血之未艾，他部虽危，治之可生。若尺中弦紧急数，按之搏指或细小空绝者，法在不治。盖缘病久，胃气向衰，又当求其尺脉，为先天之根本也。启东又云：诊得浮脉，要尺内有力，为先天肾水可恃，发表无虞；诊得沉脉，要右关有力，为后天脾胃可凭，攻下无虞。此与前说互相发明也。

慎柔[②]曰：久病脉反有神，法在不治。如残灯之焰，乍明即灭也。

久病，脉滑疾如电掣，不直手[③]，略按即空而无根。此元气将脱之兆也。新病得此，亦不可妄用表散。《中藏经》以滑为虚，即此意也。

论脉波计法

脉波计法者，乃于桡骨动脉，以器具描为曲线，而分别其为紧张脉、重复脉、单搏脉及动脉硬变症各种类是也。诊脉以神不以迹，殊非器具所能测量。惟据西学说谓常脉及动脉均有一种不能指触知之性质，乃就脉波计所得之脉，分为上行脚、下行脚，及逆冲隆起、弹力性隆起之脉曲线。此逆冲隆起之发生，由于心室收缩后，动脉收缩，血液因而压榨其一部向末梢流注，一部则逆流于中枢，血波与既闭之大动脉瓣冲突，复又反射之故。弹力性隆起则以血液充满，而扩张之动脉管当回复原状之际，以其弹力而生颤动之故。盖此隆起之大小，一则关于动脉距心之远近，二则关于动脉壁之紧张，三则视其弹力性如何。动脉去心愈近者，逆冲隆起愈著而速。弹力性隆起，反是动脉距心脏愈远则愈高。

在热性诸病，以高热故，血管为之麻痹，而动脉壁紧张减小，于是逆冲隆起著明，间亦可于指下触知之。脉有知为后搏者，即所谓重复脉，于剧性热病之经久见之。此外，每有见诸大失血后，及患结核病者。

---

① 瞑眩：泛指头晕目眩。

② 慎柔：胡慎柔，江苏毗邻人。明末僧人、医家，著有《慎柔五书》。

③ 不直手：指脉滑疾，按之不可得。《素问》曰："脉至如丸滑不直手，不直手者，按之不可得也。"

热性病人之见重复脉，不独以动脉壁紧张减小之故，而如刺络大失血后、贫血虚脱症、身体衰惫时，均可见之。诸症常见者，为降脚重复脉，而单搏脉亦正不少。

动脉硬变性之类，动脉壁弹力减少，弹力性为之不明。甚者，逆冲隆起亦不可见，而呈徐脉，脉曲径上升较常迟缓，其顶广阔钝圆，徐徐下降。

在高度之动脉硬变症，脉曲线之上行脚、下行脚，分为升脚隆起、降脚隆起二种。盖以动脉伸展性减少，扩张费时，如大动脉[①]口狭窄，血液难于流入，即流入亦复缓滞。或又如大动脉瓣闭锁不全，及左室之肥大扩张，每收缩时射出大量血液，而脉管扩张需时过久之类是也。此脉在我国谓之迟脉。

疾脉，最多见于大动脉瓣锁闭不全。盖本症当心脏收缩时，自肥大之左室以强力射出血液于动脉系，故其上行脚升高极速，曲线顶甚为尖锐，而下行脚当心脏收缩停止之际，血液急向毛细管及左室两方逃避，小动脉管收缩极其迅疾，故其下降亦斜而急。此等脉，在我国亦谓之疾脉，又谓之来长去短脉。

脉波计之诊法，在临床时殊不适用。不过姑存其说，以见西医用此器有种种之区别耳。

脉压计法

脉波计法，乃以脉波曲线之形状，知其动脉血压之比较的强度。然白解氏[②]曾制一种器械，以讲测定人身血压之法，此法曰脉压计法。

吾人于手指触诊上，以贴其心脏部之手指，加一定之压于桡骨动脉，至有防止血液流出于末梢部之程度。则其脉搏之紧张即心脏收缩的血压，可以测知其大略。但此不得谓正确之法，何者？据水压之法，假令在同一血压，以手指压迫动脉管时，其脉管之大小，乃由手指接触范围之广狭，其抵抗遂生强弱之差，因而误其血压测知。盖脉管大时抵抗大，脉管小时抵抗小也。然白解氏之改良脉压计法，则以所谓液体压子压迫其管，而连结之于验压器时，无论其脉管之多小，无不知其一定之血压云。

吴黼堂曰：观西医脉波计法及脉压计法，但可以测迟数及强弱，而于脉学精微之处，并未见及也。夫诊脉以神不以迹，断非器具所能测量。昔许叔

---

① 脉：原脱，补。

② 白解氏：奥地利医生 Von Basch，于 1880 年发明世界上第一台非侵入性血压计。

微曰：脉之理幽而难凭，吾意所解，口莫能宣也。凡可以笔墨载、口舌传者，皆迹象也。至于神理，非心领神会，焉能测其玄微？如古人形容胃气之脉，而曰不浮不沉，此迹象也，可以中候求也；不疾不徐，此迹象也，可以至数求也。独所谓意思忻忻、悠悠、扬扬，难以名状，非古人秘而不言，欲状之而无可状也。必意会神领，心手调和[①]，浸淫[②]日久，自能跃如[③]于言词之表，非粗心人得而理会也。夫以笔载，以言传，尚难以见脉之真际，况脉波计、脉压计均系死物，而能以测脉于微乎？此二项于诊脉之大要无关，本书本不引用。特以其为西法发明之器械，附笔于此，以见西医诊脉，仅尚粗迹，非法之善者也。

初诊久按不同

问：脉有下指浮大，按久索然者；有下指濡软，按久搏指者；有下指微弦，按久和缓者，何也？答曰：夫诊客邪暴病，应指浮象可证。若切虚羸久病，当以根气为本。如下指浮大，按久索然者，正气大虚之象，无问暴病、久病，虽症显灼热烦扰，皆正衰不能自主，随虚阳发露于外也。下指濡软，按久搏指者，里病表和之象，非脏气受伤，即坚积内伏，不可以脉沉误认为虚寒也。下指微弦，按久和缓者，久病向安之象，气血虽殆，而脏气未败也。然多有变症多端，而脉渐小弱，指下微和，似有可愈之机者，此元气与病气俱脱，反无病象发见，乃脉不应病之候，非小即病退之比。大抵病人之脉，初下指虽乏力，或弦细不和，按至十余至渐和者，必能收功。若下指似和，按久微涩，不能应指，或渐觉弦硬者，必难取效。设病虽牵缠，而饮食渐进，便溺自调，又为胃气渐复之兆。《经》云：安谷者昌。又云：糜粥入胃，则虚者活。此其候也。

浮沉表里辨

浮为在表，沉为在里，此古今相传之法也。然沉脉亦有表证，此阴实阳虚，寒胜者然也；浮脉亦有里症，此阳实阴虚，水亏者然也。故凡欲察表邪者，不宜单据浮沉，只当以紧数有力无力为辨，方为的确。盖寒邪在表，脉皆

---

① 心手调和：心手相应。

② 浸淫：沉浸。

③ 跃如：充分显露。

紧数，紧数甚者邪亦甚，紧数微者邪亦微。紧数而浮洪有力者，邪在阳分，即阳症也；紧数而浮沉无力者，邪在阴分，即阴症也。初病即紧而渐缓者，寒邪之渐退，而阳气将复也；初病犹缓而渐紧者，阳气之日衰，而寒邪内陷也。其有似紧非紧，但较平常稍见滑疾者，此外感而邪轻也，或初病而未深入也。若和缓而全无紧疾之意，则脉虽浮大，自非外邪。

吴鞠堂曰：是篇语语精实[①]，在景岳书中，为最入道深谭[②]之说。

脉证顺逆

脉有阴阳虚实之不同，而病即应焉。脉病形症，相应而不相反，万举万当，少有乖张，良工拙工亦无所别矣。故脉之于病，有宜有不宜，不可以不辨也。左有病而右痛，右有病而左痛，上病下痛，下病上痛，此为逆，死不可治。如伤寒未得汗，脉浮大为阳，易已；沉小为阴，难已。伤寒已得汗，脉沉小安静为顺，浮大躁疾者逆。然多有发热头痛，而足冷阳缩，尺中迟弱，可用建中和之者。亦有得汗不解，脉浮而大，心下反硬，合用承气攻之者。更有阴尽复阳，厥愈足温，而脉续浮者。苟非深入南阳[③]之室，乌能知此？

迨夫温病、热病，热邪亢盛相同，绝无浮紧之脉。观《内经》所云热病已得汗，而脉尚躁盛，此阴脉之极也，死。其得汗而脉静者，生。热病脉尚躁盛而不得汗者，此阳脉之极也，死。脉躁盛，得汗静者，生。他如温病穰穰[④]大热，脉数盛者生，细小者，死。热病汗下后，脉不衰，反躁疾，名阴阳交者死。历参温热诸病，总以数盛有力为顺，细小无力为逆。得汗后，脉[⑤]不衰，反躁盛，犹逆也。

至于时行疫疠，天行大头，咸以脉数滑利为顺，沉细虚涩为逆。然湿土之邪内伏，每多左手弦小，右手数盛者，总以辛凉内夺为顺，辛热外散为逆。当知温热时疫，皆热邪内蕴而发，若与表散，如炉冶得鼓铸[⑥]之力耳。然疫疠虽多，人迎不振，设加之下利足冷，又未可轻许以治也。故昔人谓阴阳俱紧，头痛身热，而下利足冷者死，以其下虚也。

① 精实：精深朴实。

② 谭：通“谈”。

③ 南阳：指东汉名医张仲景。张仲景，河南南阳人。

④ 穰穰：众多，形容发热盛貌。

⑤ 脉：原作“汗”。

⑥ 鼓铸：鼓风扇火。

至若温毒发斑、谵语发狂等症，总以脉实便闭为可治，脉虚便滑者难治。若斑色紫黑如果实靥[①]，虽便闭能食，便通必随之而逝矣。其狂妄躁渴，昏不知人，下后加呃逆者，此阳去入阴，终不可救。

卒中风口噤，脉缓弱为顺，急实大数者逆。中风不仁，痿躄不遂，脉虚濡缓为顺，坚急疾者逆。中风遗尿盗汗，脉缓弱为顺，数盛者逆。中风便溺阻涩，脉滑实为顺，虚涩者逆。中寒卒倒，脉沉伏为顺，虚大者逆。中暑，自汗喘乏，腹满遗尿，脉虚弱为顺，躁疾者逆。暑风卒倒，脉微弱为顺，散大者逆。大抵卒中天地之气，无论中风、中寒、中暑、中暍，总以细小流连为顺，数大坚实为逆，散大涩艰，犹非所宜。不独六淫为然，即气逆、痰厥、食厥、蛔厥，举不外此。盖卒厥暴中，有真气素亏者，脉宜小弱，不宜躁盛。正气犹强者，脉滑大而易治；真气已败者，脉大硬而难医。中恶胸满，则宜紧细微涩，不宜虚大急数。中百药毒，则宜浮大数疾，不宜细微虚涩。

内伤劳倦，气口虚大者为气虚，细弦或涩者为血虚。若躁疾虚大坚搏，大汗出，发热不止者，死。以里虚不宜复见表气开泄也。内伤饮食，脉来滑盛有力者为宿食停胃，涩伏模糊者为寒冷伤脾。霍乱脉伏，为冷食停滞，胃气不行，不可便断为逆，搏大者逆。既吐且利，不宜复见实大也。霍乱止而脉代，为元气暴虚，不能接续，乃心行血暂失功用之故，不可便断为逆，厥冷迟微者逆。心力已衰，势将暴脱，非温补强心，不能救疗。噎膈呕吐，脉浮滑，大便润者顺，痰气阻逆，胃气未艾也；弦数紧涩，涎如鸡清，大便燥结者逆；气血枯竭，痰火郁结也。腹胀，关部浮大有力为顺，虚小无神者逆。水肿，脉浮大软弱为顺，涩细虚小者逆。又沉细滑利者，虽危而可治，虚小散涩者不治。臌胀，滑实流利为顺，涩短虚微者逆。肿胀之脉，虽有浮沉之不同，总以软滑为顺，短涩为逆。咳嗽，浮软滑利者易已，沉细数坚者难已。久嗽，缓弱为顺，弦急实大者逆。劳嗽骨蒸，虚小缓弱为顺，坚大涩数者逆，弦细数疾者死。上气喘嗽，脉虚宁宁[②]伏匿为顺，坚强搏指者逆，加泻尤甚。上气喘息低昂，脉浮滑，手足温为顺；脉短涩，四肢寒者逆。上气脉散者死，谓其形损故也。历陈上气喘嗽诸例，皆以软弱缓滑为顺，涩数坚大者逆。盖缓滑则胃气尚存，坚涩则胃气告匮也。肺痿，脉虚数为顺，短涩者逆，数大实者亦不易治。肺痈初起，微数为顺，洪大为逆；已溃，缓滑为顺，短涩者逆。吐血、衄

---

① 果实靥：果实上的黑色烂斑。清代医家俞根初《通俗伤寒论》："黑斑如果实靥，蓝斑如烂青果。"

② 宁宁：不平静。

血、下血，芤而小弱为顺，弦急实大者逆。汗出若衄，沉实细小为顺，实大坚疾者逆。吐血，沉小者顺，坚强者逆。吐血而咳逆上气，芤软为顺，细数者逆，弦劲者不治。阴血既亡，阳无所附，故脉来芤软。若细数则阴虚火炎，加以身热不得卧，不久必死。弦劲为胃气乏竭，亦无生理。畜血，脉弦大可攻为顺，沉涩者逆。从高顿仆，内有血积，腹胀满，脉坚强，可攻，为顺，小弱者逆。金疮出血太多，虚微细小为顺，数盛急疾者逆。破伤发热头痛，浮大滑者顺，沉小涩者逆。肠澼下白沫，脉沉则生，浮则死。肠澼下脓血，沉小流连者生；数疾坚大，身热者死。久痢，沉细和滑为顺，浮大弦急者难治。虽沉细小弱，按之无神者不治。

肠澼下利，《内经》虽言脉浮身热者死，然初病而兼表邪，常有发热脉浮，可用建中而愈者，非利久虚阳发露，反见脉浮身热、口噤不食之比。泄泻，脉微小为顺，急疾大数者逆。肠澼泄泻，为肠胃受病，不当复见疾大数坚之脉也。小便淋闭，脉滑疾者易已，涩小者难已。消瘅，脉实大，病久可治；脉悬小坚，病久不可治。消渴，脉数大软滑为顺，细小短浮者逆。又沉小滑为顺，实大坚者逆。目痛头痛，卒视无所见者死，清阳失守，邪火僭越于上也。其脉浮滑为风痰上盛，可治[①]；短涩为血虚火逆，不治。心腹痛，痛不得息，脉沉细迟小为顺，弦长坚实者逆。症瘕，脉沉实可治，虚弱者死。疝瘕，脉弦者生，虚疾者死。心腹积聚，脉实强和滑为顺，虚弱沉小者逆。癫疾，脉搏大滑久自已，小坚急不治。又癫疾，脉虚滑为顺，涩小者逆。狂疾，脉实大为顺，沉涩者逆。痿痹，脉虚涩为顺，紧急者逆。䘌[②]蚀阴肛，虚小为顺，坚急者逆。痈疽初起，脉微数缓滑为顺，沉涩坚劲者逆；未溃，洪大为顺，虚涩者逆；溃后，虚迟为顺，数实者逆。肠痈，软滑微数为顺，沉细虚涩者逆。病疮，脉弦强小急，腰脊强，瘈疭，皆不可治。溃后被风多此。痉病，脉浮弦为阳，沉紧为阴，若牢细紧劲搏指者不治。妊娠宜和滑流连，忌虚涩不调。临月脉宜滑数，离经忌虚迟小弱，牢革尤非所宜。新产，脉缓弱，忌弦紧。带下，脉宜小弱，忌急疾。崩漏，脉宜微弱，忌实大。乳子病热，脉悬小，手足温则生，寒则死。凡崩漏、胎产久病，脉以迟小缓滑为顺，急疾大数者逆。痿痹紧急，或中病脉坚，外病脉涩，汗出脉盛，虚劳心数，风家脾缓，人瘦脉大而喘，形盛脉微短气，更有伤寒下利而脉不至，脉微厥冷烦躁，脉迟而反消食，与夫人短脉长，人滑脉涩，皆死兆也。

---

① 治：原作“知”，据文义改。

② 䘌：蛀蚀。

以上诸例，或采《经》论，或摭名言，咸以脉病相符为顺，相反为逆。举此为例，余可类推。

真脏脉

黄帝曰：脉见真脏者死，何也？岐伯曰：五脏者，皆禀气于胃。胃者，五脏之本也。脏气者，不能自致于手太阴，必因于胃气，乃至于手太阴也。邪气胜者，精气衰也。故病甚者，胃气不能与之俱至于手太阴，故真脏之气独见。独见者，病胜脏也，故死。

脉有阴阳。所谓阴者，真脏也，见则必败，败必死也。所谓阳者，胃脘之阳也。别于阳者，知病处也。别于阴者，知死生之期。

平人之常，气禀于胃。胃者，平人之常气也。人无胃气曰逆，逆者死。故人以水谷为本，人绝水谷则死，脉无胃气亦死。所谓无胃气者，但得真脏脉，不得胃气也。所谓脉不得胃气者，肝不弦，肾不石也。

肝死脏，浮之脉弱，按之中如索，不来去，但曲如蛇行者死。

心死脏，浮之脉实，如豆麻击手，按之益躁疾者死。

脾死脏，浮之脉大坚，按之中如覆杯洁洁[①]状，如摇者死。

肺死脏，浮之虚，按之弱如葱叶，下无根者死。

肾死脏，浮之坚，按之乱如转丸，益下入尺中者死。

其脉绝不往来，若人一息五六至，其形肉虽不脱，真脏虽不见，犹死也。

吴黼堂曰：所言五脏死脉，皆心肺病也。人之有生，气血而已。临危无不胸高气急，乃肺气将绝也；无不肢冷汗出脉厥，乃心之行血已失功用也。世人不识，徒以“亡阳”二字笼统混称，不知《内经》明云“心为巨阳”。所谓亡阳，乃亡心中之真气，非亡肾中之阳也。试思心一失其运血之功用，则肢冷汗出脉绝，顷刻而人死矣。脉之跳动原于心，与肾元有何关系？西医于危症每用强心剂，虑心气之绝也。我国用姜附回阳，亦取其辛烈大气，以温运血脉之义。故四逆汤方下云“服后脉微续者生，暴出者死”，即此意也。

怪脉释

雀啄连来三五啄。

---

① 洁洁：空无状。

雀啄者，脉来指下连连凑指数急，殊无息数，但有进而无退，顿绝自去，良久准前又来，宛如鸡践食之貌。

屋漏终日一点落。

脉来指下，按之极漫，一息之间或来一至，若屋漏之水滴于地上而四畔溅起之貌。

弹石硬来寻即散。

《脉经》曰：脉来如弹石，去如解索者死。石者，辟辟[1]急也。解索者，动数而随散乱，无复次序也。吴仲广曰：石乃肾之本脉，合沉濡而滑。今真脏脉见，如弹石劈劈然凑指，殊无息数，死无疑矣。一说脉来指下如坚硬之物击于石，劈劈然无息数。

搭指散乱真解索。

解索脉者，其形见于两尺，脉来指下散而不聚，若分于两畔，更无息数。是精髓已耗，将死之候。

鱼翔似有一似无。

王叔和云：鱼跃澄澄[2]，而迟疑掉尾[3]。吴仲广云：脉来指下寻之即有，泛泛高虚，前定而后动，殊无息数，宛如鱼游于水面，头不动而尾摇之貌。

虾游静中跳一跃。

《脉经》曰：虾游者，苒苒[4]而起，寻复退没，不知所在。久乃复起，起辄迟而没去速者是也。吴仲广云：脉来指下，若虾游于水面，沉沉不动，瞥然[5]惊掉而去，将手欲趁，杳然不见，须臾于指下又来，良久准前复去，如虾游入水之形，瞥然而上，倏然而去。此是神魂已去之候。

寄语医家仔细看，此脉一见休饵药。

此外尚有反关脉者，乃脉管生成之差，不再赘[6]。

---

① 辟辟：象声词，如手指弹石之声。

② 澄澄：清澈明洁貌。

③ 掉尾：摇尾。

④ 苒苒：渐渐地。

⑤ 瞥然：忽然。

⑥ 赘：赘述。重复累赘之叙述。

中西脉学讲义卷下

闽同安吴锡璜黼堂氏辑
男树萱参校

数 脉

数者，脉息辐辏[①]六至以上，主阳盛燔灼、侵剥真阴之病。为寒热，为虚劳，为外邪，为痈疽，此脉随病见也。寸数喘咳，口疮肺痈；关脉胃热，邪火上攻；尺为相火，遗浊淋癃。浮数表热，沉数里热。阳数君火，阴数相火。右数火亢，左数阴戕。此按部位以测病情也。又云数大烦躁，狂斑胀满，数虚虚损，数实实邪，数滑热痰，数涩为损，热灼血干。此言数脉而各有兼诊之殊也。三者皆旧诀也。

夫数则为热，人皆知之，而如数之脉，人多不察。此生死关路，最宜体认。数按不鼓，则为寒虚相搏之脉。数而大虚，则为精血销竭之脉。细疾若数，阴燥似阳之候。沉弦细数，虚劳垂死之期。又有驶脉，即如数脉，非真数也。假热之病，误服凉药，亦见数也。世医诊得脉息急疾，竟不知新病久病、有力无力、鼓与不鼓之异，一概混投苦寒，遽绝胃气，安得不速人于死乎？《濒湖脉学》云：数脉为阳热可知，只将君相火来医，实宜凉泻虚温补，肺病秋深却畏之。据此，亦当有温补者，特仅言"君相火来医"，犹见之未扩也。夫独不有阳虚阴盛之重恙，反得紧数有力之实脉，急投桂附，旋即痊可者乎？抑《玉机真脏论[②]》又有如数之一症，言冬脉曰：其气来如弹石者，为太过，病在外；其去如数者，为不及，病在中。释云：来如弹石，其至坚强，营之太过也；去如数者，动止疾数，营之不及也。盖数本属热，而此真阴亏损之脉，亦必急数。然愈数则愈虚，愈虚则愈数，而非阳强实数之数，故不曰数而曰如数，则辨析之意深矣。此而一差，生死反掌。何独数脉有相似，即浮、沉、迟、

① 辐辏：聚集。

② 玉机真脏论：原作"玉机新论"，据《素问》篇名改。

数、滑、涩、洪、实、弦、紧诸脉，亦皆相似。故庸浅者只知现在，精妙者疑似独明。为医之难，正此关头耳。

脉数诸病态，在西医亦有热性与虚弱之分，录其说如下。

（一）热性诸病：此因温暖之血液直接作用于心脏而致也。大抵温度上升与脉搏增加必同时并见，至一定之数而止，可据脉至数而测热度之高低。如每分钟脉搏百至，概示中热。脉来百二十至以上，即为高热是也。偶有达百六十至以上者，概为不良之恶候。小儿寻常脉搏多于成人，在热病时亦较成人尤多，故虽脉搏百五十至以上，总不如成人之危殆。但热度与脉数亦每有失其平衡者。且如在热病时，又加以心理、病理的条件，若身体运动、精神兴奋等足以促进脉搏者，为尤热。如肠窒扶斯而兼发肺炎时，则脉来疾数。身体薄弱时，又兼发热者，脉来亦虚数。故在慢性热病，脉搏常数。反之，于热病较高时，加以条件，足使脉数徐缓，则脉来不加频数者亦有之。如罹热性病而发脑膜炎者，可使频数之脉变为濡缓是也。

（二）心脏疾患（心脏瓣膜异常及其炎症）：大动脉口狭窄之脉搏数每较减于寻常。僧瓣膜异常之脉搏数，间有心悸亢进，锐作至百八十至以上者，特不数觏[①]耳。

（三）心脏衰弱或麻痹：此见于热性病虚脱时，体温虽较寻常下降，而脉数且小。如代偿机能有障碍之心瓣膜病，及心脏麻痹之因心筋疾患者，其脉亦皆频数。

（四）迷走神经麻痹：此由于脑压增进，而作用于延髓之迷走神经原始节，或该神经末梢干发生疾患而致麻痹，即心脏之机能神经症也。例如神经性心悸亢进，其脉搏增进，或一时或继续增加，均属迷走神经之病候。患此者脉来迅疾，其搏数有达于百十至或百五十至，甚有在二百至以上者。

（五）一切疼痛性病，及惊愕恐怖、感觉异常时，其脉搏每多疾速。

张石顽曰：脉阳紧阴数为欲吐，阳浮阴数亦吐，胃反脉数，中气大虚而见假数之象也。凡乍病脉数而按之缓者，为邪退。久病脉数，阴虚之象。瘦人脉数，多火阴虚。形充肥泽之人脉数，为痰湿郁滞，经络不畅而蕴热，未可责之于阴也。至于数则心烦，又曰滑数心下结热，皆包络火旺而乘君主之位耳。若乍疏乍数，不论何病，皆不治也。

① 觏：遇见。

浮 脉[①]

浮主于表，行从肉上，如循榆荚[②]，如水漂木。为中气虚，为阴不足，为风，为暑，为胀满，为不食，为表热，为喘急，此脉随症见也。又云寸浮伤风，头痛鼻塞；左关浮者，风在中焦；右关浮者，风痰在膈。尺部得浮，下焦风客，小便不利，大便秘涩，此按部位以测病情也。浮紧伤寒，浮缓伤风，浮数伤热，浮洪热极，浮洪而实，热结经络。浮迟风湿，浮弦头痛，浮滑风痰，浮虚伤暑，浮濡汗泄，浮微气虚，浮散劳极，此大概主于浮脉而各有兼诊之殊也。至若浮芤失血，浮革亡血，内伤感冒而见虚浮无力，痨瘵阴虚而见浮大兼疾，火衰阳盛而见浮缓不鼓，久病将倾而见浑浑革至，浮大有力，皆如浮脉也。叔和云：脉浮而无根者死。其亦可以浮诊而用治表之剂乎？夫曰浮多主表证，曰如浮悉属里病。表里不明，死生系之矣。通一子[③]云：浮为在表，然真正风寒外感者，反不浮，但紧数，而略兼浮者便是表邪。其证必发热无汗，身疼者是也。若浮而兼缓，则非表邪矣。大抵浮而有力有神者，为阳有余，则火必随之。或痰见于中，或火壅于上，可类推也。若浮而无力空豁，为阴不足，阴不足则水亏之候。或血不营心，或气不化精，中虚可知矣。若以此等为表症，则害莫大矣。其有浮大弦硬之极，甚至四倍以上者，《内经》谓之关格。此非有神之谓，乃真阴虚极而阳亢无根，大凶之兆也。

《金匮要略》曰：病人脉，浮者在前，其病在表；浮者在后，其病在里。腰痛背强不能行，必短气而极也。《经》凡单言浮者，皆有来盛去衰之意，若再盛则为洪矣。其浮而怠缓，应指无力者，乃气血两虚之候，或气虚之人患风湿亦多见之。若再衰，则为涩为散矣。总之，脉既曰浮，气多上升而不下降，形体亦多近薄，虽按之不似芤脉全空，而其主病无非上实下虚，阳强阴弱也。短气而极者，气逼于上而不纳也。阳虚而阴不能吸，非陷下也。《难经》曰：前大后小，即头痛目眩；前小后大，即胸满短气。此郁于中而不畅，其义稍别而亦相通，皆脉力之能浮者也。

---

① 脉：原无，据上下文补。

② 榆荚：榆树在春季结成的果实。

③ 通一子：即指明代医家张景岳。张氏别号通一子，浙江会稽人，撰著《类经》《景岳全书》等。

沉　脉[①]

沉脉为里，动乎筋骨之间，如石沉水，必极其底。外柔内刚，按之愈实。两尺若得沉实有力，此为根深蒂固，修龄[②]广嗣[③]之征。如病则为阳郁之候，为寒，为水，为气，为郁，为停饮，为症瘕，为胀实，为厥逆，为洞泄，昔人论之详矣。沉紧内寒，沉数内热，沉弦内痛，沉缓为湿，沉牢冷痛，沉滑痰食，沉濡气弱兼汗，沉伏闭痛。此则大概主于沉脉而各有兼诊之殊也。至于沉而散，沉而绝，沉而代，沉而短，沉不鼓，久病与阳病得此，垂亡之候也。若沉而芤，沉而弱，沉而涩，沉而结，主亡血伤精。六极之脉，诸如此类，不得概以沉属寒属痛而混投温散之剂也。更有如沉之脉，每见表邪初感之际，风寒外束，经络壅盛，脉必先见沉紧，或伏或止。是又不得以阳证阴脉为惑，惟急投以疏表之剂，则应手汗泄而解矣。通一子曰：沉虽属寒，然必察其有力无力以辨虚实。沉而实者，多滞多气，故得下手脉沉，便知是气。气停积滞者，宜消宜攻。沉而虚者，因阳不达，因气不舒。阳虚气陷者，宜温宜补，不得一概而混治也。

沉有寒束于外，热郁于内者，沉紧而数盛有力也，治宜凉散。外寒而内热不盛者，沉紧而不数，是寒欲内陷也，治宜温散。无寒，但气虚下陷而沉者有三：宗气衰而不能鼓动，则多见沉弱；卫气衰而不能熏蒸，则多见沉紧。营气耗竭，脉道滞而气不利，辨脉所谓其脉沉者，营气微也，则必兼见迟数涩，甚或细数矣。宗气者，动气也，出于肺，参、芪主之。卫气者，热气也，出于命门，桂、附主之。荣气者，湿气也，出于脾肾，归、术主之。昔人谓补火即是补气，只说卫气一边耳。

迟　脉[④]

迟为阴脉，与数为阴阳对待之体。数六至，迟三至，息数甚悬。至离经之脉，则仅二至，《内经》谓之少气。然迟主脏病，多属虚寒。浮迟表寒，沉迟

---

① 脉：原无，据上下文补。

② 修龄：长寿。

③ 广嗣：多生子嗣。

④ 脉：原无，据上下文补。

里寒。迟涩血病，迟滑气病。有力冷痛，无力虚寒。或主不月，或见阴疝，或血脉凝注，或症瘕沉痼。气寒则不行，血寒则凝滞。迟兼滑大，风痰顽痹。迟兼细小，真阳亏损也。或阴寒留于中，为泄为痛，元气不营于表，寒栗拘挛，皆主阳虚阴盛之病也。而独有如迟之脉，凡人伤寒初解，遗热未清，经脉未充，胃气未复，必脉见迟滑或见迟缓，未可投以温中而助其余邪也。高鼓峰[①]云：迟而汗出者死。此虚实之不容不辨也。

张石顽曰：迟为阳气失运，胸中大气不能敷布之象。故昔人隶之虚寒。然多有热气内结，寒气外郁，而见气口迟滑作胀者。程郊倩[②]曰：迟脉有邪聚热结，腹满胃实，阻塞经隧而然者，症瘕痃癖尤多见之。窃谓凡此类者，其脉必中手有力，按之必实。凡诊脉，必兼察体势。若至数虽迟，而其势强体厚者，不但可知其热郁于内，并可测其病之入于血分矣。《经》曰：迟为在脏。正以其病在血分也。在血分则气行缓，故出入迟也。所以然者，腑分浅，脏分深也。东垣曰：诸气化者，皆腑所主；诸有形血化者，皆脏所主。又先哲有言：湿温、暑热初起，脉皆沉迟，此非虚寒也。湿热郁蒸之邪，口鼻吸入，从里而发，所以脉象模糊，至数不清，有类沉迟也。湿热熏蒸，脉体散漫，应指少力，《经》以缓为热者，此也。

西医言迟脉主病，于下列状态见之。

（一）脂肪心及心筋炎：发生此二症时，多见冠状动脉硬变。其脉数减少，一分时中仅四十至或三十至，并有减于此数者。

（二）大动脉口狭窄：本症之脉数减少，大约以六十至为率。

（三）心脏增剧：此多见于急症肾脏炎，猩红热性肾炎尤甚。是时心左室每每肥大。

（四）动脉血压猝然减少：常见于剧甚之失血后。

（五）下腹脏器之疼痛性病：如胃溃疡、铅毒、疝痛等，多见此脉。

（六）神经衰弱症：少见。

（七）高年者：心脏无显著病患，脉搏亦或迟徐。又当极饿时，脉数有减至四十八至以下者。

（八）肝发黄疸：则血中混有胆酸，能使心脏神经节之作用衰弱。故脉亦较迟徐，一分钟减作四十至或以下者俱有之。

（九）增加脉压于机械性刺激迷走神经之脑疾患（如脑出血、脑内水肿、

---

① 高鼓峰：名斗魁，字旦中，浙江鄞县人。清代医家，著《四明心法》等。

② 程郊倩：即程应旄，字郊倩，清代新安县人。著《伤寒论后条辨》。

肿疡），或因炎症而刺激该神经之疾患。急性脑底脑膜炎之初期，其搏数均减少。

（十）急性热病分利后：殆由本病所生之毒质作用于心脏或迷走神经中枢之故，而致脉迟缓。

（十一）中毒：尤著者如铅中毒及急性酒精中毒，其脉多迟徐。

（十二）急性关节偻麻质斯[①]，亦有见迟脉者。

滑　脉[②]

滑脉，往来流利，如珠走盘。若滑而匀平，胃气之脉也。《经》云脉弱以滑，是有胃气。又曰滑者，阳气盛，微有热，按之指下鼓击，有力有神，如珠圆活，替替不绝。男得此无病，女得此有胎，乃真滑脉也。若病，则属痰饮。浮滑风痰，沉滑食痰，寸滑呕吐，关滑蓄血，尺滑癞淋遗泄。滑大滑数为内热，上为心肺、头目、咽喉之热，下为小肠、膀胱二便之热，亦脉症相应之验也。而特有如滑之脉，骤诊亦似平和，不大不小，不见歇止，不见克胜，息数如常，只觉平动不鼓，牒牒[③]而去，稍按即无。此为元气已脱，仅存余气流连脏腑经络之间，未尽断耳。先于死期旬日内便见此脉，乃绝脉也，虽卢、扁亦难复苏。每见医者尚于此际，执以为痰，化气消痞，攻剂任投，只速其死耳。至于虚损多弦滑之脉，肺气衰败而然也；泻利多弦滑之脉，脾肾津液已伤也。此又不得通以火论矣。

涩　脉[④]

涩脉为阴，往来艰难，动不流利，状如轻刀刮竹，如雨沾沙，如病蚕食叶，参伍不调。主伤精亡血之病，为血痹，为寒湿入营，为心痛，为胁痛，为解㑊[⑤]，为反胃，为亡阳，为肠结，为忧烦，为拘挛，为麻木，为无汗，为脾寒食少，为二便不调，为四肢厥冷，男子伤精，女子失血，又为不月，为胎病，为溲淋，亦为气滞。凡见涩脉，多因七情不遂，营卫耗伤，血少而气不波澜。其在上

① 偻麻质斯：为德语 Rheumatismus 的音译词，意为“风湿症”。

② 脉：原无，据上下文补。

③ 牒牒：频频。

④ 脉：原无，据上下文补。

⑤ 解㑊：肢体困倦，少气懒言，筋骨懈怠的病证。

则有上焦之不舒，其在中下则有中下焦之不运，在表则有筋骨之疲劳，在里则有精神之短少。《经》曰：脉弱以涩，是谓久病。然亦有不同者，或人禀赋经脉不利，或七情伤怀莫解，或过服补剂以致血气壅盛，或痰食过度，不即运化。或痰多而见独涩，或久坐久卧，体拘不运。此又非主于伤精亡血之病也。至于虚劳细数而涩，或兼结代，死期可卜。凡诊此脉，须察病机，庶无误治。《脉法》云涩为血少，亦主伤精。寸涩心痛，或为怔忡；关涩阴虚，因而中热。右关土虚，左关胁胀；尺涩遗淋，血利可决。孕为胎脉，无孕血竭。《金匮》云寸口脉浮大，按之反涩，尺中亦微而涩，知有宿食。有发热头痛而见浮涩数盛者，阳中雾露之气也。雾伤皮腠，湿流关节，总皆脉涩。但兼浮数沉细之不同耳，有伤寒阳明腑实，不大便而脉涩，温病大热而脉涩，吐下微喘而脉涩，水肿腹大而脉涩，消瘅大渴而脉涩，痰症喘满而脉涩，病在外而脉涩，皆脉症相反之候。平人无故脉涩，贫窘之兆。尺中蹇涩，则艰于嗣。

又涩有血燥，亦有气虚，故有虚涩，有实涩，有尺寸之涩，有浮沉之涩。自尺至寸，前进屡踬①，此多由血液耗竭，经隧不利也。自沉至浮，外鼓迟难，此多由元阳衰弱，动力不畅也。又无论尺寸浮沉，来势艰滞，但见应指有力，即由于实；应指无力，即由于虚。且脉之涩也，乃于他脉中杂以数至之来难也，非每至必涩也。须察其不涩之至，滑耶，痰也。数耶，热也。迟耶，寒也。弦耶，郁也。结耶，血之凝也。微弱耶？气之衰也。细小躁疾耶？火燥而液耗也。再察其正涩之至，应指之有力无力，而虚实无不了然矣。

滑涩并见之脉

《素问·脉要精微论》曰：涩者，阳气有余也；滑者，阴气有余也。《灵枢·邪气脏腑病形篇》云：滑者，阳气盛，微有热；涩者，多血少气，微有寒。《脉经》又以滑为多血少气，涩为少血多气。言若两歧，理实一贯。盖气之力大于血，血为其所鼓动而无留滞，故滑为气盛也。血滞而气不足以行之，则血壅而见多矣，故涩为多血少气。犹曰形瘦脉大，胸中多气者死，岂其真有多气而死？正以气壅而不通耳，此《灵枢》之义也。血主濡之，气主呴之。气为阳热，能耗血者也。滑则津液充溢，热势不能耗之，故阴有余也；涩则阴虚阳往，卫降营竭，血液为壮火所灼而不能充满流动矣，故阳有余也。阴有余，故多血少气；阳有余，故少血多气也。此《素问》与《脉经》之义也。二脉相反，

① 踬：受到阻碍。

不能并见。《平人气象论》:尺涩脉滑,谓之多汗。此指尺之皮肤,非并见于脉也。然《中藏经·虚实论》曰:诊其左右尺中脉滑而涩者,下[①]虚也。巢氏《肠痈候》曰:脉滑涩者,小肠痈出血者也。至于《难经》所谓热病之脉,阴阳俱浮,浮之而滑,沉之散涩者,其为并见,益属无疑。夫脉固有浮之拍拍,击手似洪滑;沉之来难,不调似涩。此主气热血虚也。华氏此论,其殆此耶。亦有浮之来难不调,沉之漉漉似滑疾,此气郁于血,血分热沸也。巢氏所论,其殆此耶。凡痈疽既已出血,浮滑沉涩者逆,沉滑浮涩者顺,但养液清热、和荣卫自复矣。且涩脉乃于他脉中杂以数至之来难也,若每至必涩,则脉乱,死矣。故涩脉必有兼脉。其气弱血燥而虚涩者,兼见之脉多在软弱一边;其气郁血滞而实涩者,兼见之脉多在洪滑一边。方其涩时,脉气未能畅达,一达则涌沸而上也。此二脉所以多兼见也。又二脉主病略同,而有寒热、虚实之相反。如宿食、凝痰、瘀血等症,寒则涩,热则滑,久则涩,新则滑,虚则涩,实则滑。故赵晴初曰:滑脉多主痰,以其津液壅盛也。然有顽痰阻塞气机,脉道不利,反见脉涩者。开通痰气,脉涩转滑,见之屡矣。即仲景论宿食脉,亦或言滑数,或言紧涩。寒滞冷积则涩,蕴热化痰则滑也。故《脉经》曰:脉紧而滑者吐逆,小弱而涩者胃反,胃反必吐逆也。而滑涩异脉者,实热与虚寒异本也。尺脉滑而疾为血虚,尺脉涩,下血下利多汗,下血必虚血也。而滑涩异脉者,涩为本脉。其滑而疾者,阴虚阳往,卫降营竭,所谓阴虚生内热者也。《中藏经》以滑为虚,此其义也。

璜按:滑、涩二脉本属相反,而此能于滑涩相兼,发出其所以然之故,语语深合《经》旨,得未曾有。试问专读时行脉诀者,能有此神悟耶?故医者于脉学,宜抗心希古[②],尤宜实地经验,正为此也。

实 脉

实脉者,浮沉皆得,大而且长,应指愊愊[③]然不虚也。《经》曰:血实脉实。曰:脉实者,水谷为病。曰:气来强实,是谓太过。盖实主火热有余之症,或发狂谵语,或阳毒便结,或咽肿舌强,或脾热中满,或腰腹壅痛,或平人实大。主有痢疾,宜先下之;或痈疽脉实,急下之。以邪气在里故也,急宜通肠发

① 下:原脱。
② 抗心希古:高尚其志,仰慕其人。抗,高尚。希,慕也。
③ 愊愊:指脉坚实有力貌。

汗，以解繁苛之火。又有如实之脉，久病得此，孤阳外脱，脉必先见弦数滑实。故书云久病脉实者凶。其可疗以消伐之剂乎？更有沉寒内痼，脉道壅滞而坚牢如实，不得概用凉剂，但温以姜桂之属可也。又有真阴大亏，燎原日炽，脉见关格，洪弦若实，法几穷矣，尚可清凉乎？以上三症，皆假实脉，非真实脉也。通一子云：表邪实者，浮大有力，以风暑寒湿外感于经，为伤寒瘴疟，为发热头痛，鼻塞头肿，为筋骨肢体酸疼、痈疽等症。里邪实者，沉实有力，因饮食七情内伤于脏，为胀满，为结闭，为症瘕，为瘀血，为腹痛，为痰饮，为喘呕咳逆等症。火邪实者，洪实有力，为诸实热等症。寒邪实者，沉弦有力，为诸痛滞等症。凡其在气在血，脉有兼见者，当以类求。然实脉有真假，真实者易知，假实者易误。故必问其所因而兼察形症，必得其神，方为高手。通一子之论，殆亦恐人以如实为真实乎。

张石顽曰：实在表，则头痛身热；实在里，则膜胀腹满。大而实者，热由中发；细而实者，积自内生。在伤寒阳明，不大便而脉实，则宜下。下后脉实大，或暴微欲绝，热不止者死。厥阴病，下利脉实者，下之死。下利日十余行，脉反实者死。病脉之逆从可见矣。盖实即是石，石为肾之平脉。若石坚太过，劈劈如弹石状，为肾绝之兆。其消瘅、鼓胀、坚积等症，皆以脉实为可治。若泄而脱血，及新产骤虚、久病虚羸，而得实大之脉，良不易治也。

周徵之曰：《内经》言“邪气盛则实”。此“实”字所赅甚广，必有兼脉，非正实脉也。凡实热者脉必洪，但洪脉按之或芤；实寒者脉必牢，但牢脉专主于沉。正实者，浮沉和缓，则寒不甚寒，热不甚热，此正盛邪微之实脉也。若夫虚寒者细而实，即紧脉也。积聚者，弦而实，或涩而实。孤阳外脱而实者，即《脉经》所谓三部脉如汤沸者是也。皆兼他脉，此邪盛正败之实脉也。大抵实脉主有余之病，必须来去有力有神。若但形体坚硬而来往怠缓，则是纯阴之死气矣。

虚 脉

虚脉者，正气虚也，无力也，无神也，有阴有阳。浮而无力为血虚，沉而无力为气虚，虚数而无力为阴虚，迟而无力为阳虚。虽曰微濡迟涩之属，皆为虚类，然无论二十八脉，但见指下无神，便是虚脉。《内经》曰：按之不鼓，诸阳皆然。即谓此也。故凡洪大无神者，即阴虚也；细小无神者，即阳虚也。阴虚则真水亏残，龙雷易炽，而五液神魂之病生焉。或盗汗，或遗精，或上下失血，或惊冲不宁，或咳嗽劳热。阳虚则火土受伤，真气日损，而君相化源之病生焉。或头目昏眩，或膈塞胀满，或呕恶亡阳，或泻痢疼痛。救阴者，壮水之主；救阳者，益火之源。渐长则生，渐消即死。虚而不补，元气将何以复？此实生死之关也。医不识此，何望其他？

《三昧》曰：叔和以迟大为软为虚，每见气虚喘乏，有虚大而数者，且血虚脉虚。仲景云脉虚身热，得之伤暑。东垣云气口虚大，内伤于气，虚大而时显一涩，内伤于血。凡血虚，非见涩弱，即弦细芤迟。盖伤暑脉虚为气虚，弦细芤为血虚。故脉芤及尺中微细者，为虚劳、亡血、失精。平人脉虚微细者，善盗汗出也。慎斋有云洪大而虚者，防作泻。此脾家气分之病，大则气虚不敛之故耳。

璜按：西医以脉之虚实为与脉之大小同，此误也。虚实以脉之有力无力言，大小以脉道之广狭言，不得混视也。且大小两脉均有虚有实，以之体察病情，亦均有不同之点。在西医，不过谓动脉系内血液减则脉小，心左室肥大则脉大，以此断心脏机能之强弱。然试问脉不有小而实，不有大而虚者乎？若仅拘于形质之末，则失之远矣。

弦　脉

弦从肝化，可阴可阳。其状端直以长，若筝弓弦，从中直过，挺然指下。体为阳中阴，脏司肝，时属春，运主木也。《经》云：轻虚以滑者平，实滑如循长竿者病，急劲如新张弓弦者死。戴同父云：弦而软者其病轻，弦而硬者其病重。纯弦为负，死脉也。弦缓，平脉也。弦临土位，克脉也。弦见于秋，反克脉也。春病无弦，失主脉也。其病主诸疟、支饮、悬饮、头痛、鬲痰、寒热、症瘕、尺中阴疝、两手拘挛。通一子云：为血气不和，为气逆，为邪盛，为肝强脾弱，为宿食，为寒热，为疼痛，为拘急。右关见弦，胃寒腹痛，若不食者，木来克土，必难治。此则大概脉与病符也。又有如弦之脉，本非真弦，而或兼见，或相类。弦固类细，而细则如丝线之应指。弦又类紧，而紧则如转索之不绝。为体固异，主病亦殊。紧为诸痛，依稀若弦之无力，其安可紊哉？弦兼洪为火炽，弦兼滑为内热，弦兼迟为痼冷，弦不鼓为脏寒。弦兼涩，秋逢为老疟。弦兼细数，主阴火煎熬，精髓血液日竭，痨瘵垂亡之候也。若诸失血而见弦大为病进，见弦小为阴消；痰清见弦，为脾土已败，真津上溢，非痰也。又有似疟，阴阳两亏，寒热往来，脉亦见弦急，扶真元亦有生者。若误作疟治，必枉死于见病治病之舛剂也。大要弦脉而病属经者易治，属腑者难治，属脏者不治。通一子云：诸病见此总非吉，六脉皆弦必是凶。《脉法》云：弦为肝风，主痛主疟，主痰主饮。弦居左寸，心中必痛；弦居右寸，胸及头痛。左关弦兮，痰疟症瘕；右关弦兮，胃气疼痛。左尺逢弦，饮在下焦；右尺得弦，足挛疝痛。又云浮弦支饮，沉弦悬饮；弦数多热，弦迟多寒；弦大主虚，弦细拘急。阳弦头痛，阴弦腹痛；单弦饮癖，双弦寒痼。亦初学察病之一端也。

张石顽曰：弦为六贼之首，最为诸经作病。故伤寒坏症，弦脉居多；虚劳内伤，弦常过半。总由中气少权，土败木贼所致。但以弦小弦多，以证胃气之强弱；弦实弦虚，以证邪气之虚实；浮弦沉弦，以证表里之阴阳；寸弦尺弦，以证病气之升沉。无论所患何证，兼见何脉，但和缓有神，不乏胃气，咸为可治。若弦而劲细，如循刀刃；弦而强直，如新张弓弦，如循长竿，如按横格。此皆弦无胃气，不可治也。又伤寒以尺寸俱弦为少阳受病，如弦而兼浮兼细，为少阳之本脉。弦而兼数兼缓，即有入腑传阴之两途，若弦而兼之以沉涩微弱，得不谓之阴乎？又伤寒脉弦细，头痛发热者，属少阳，此阳弦头痛也。阳脉涩，阴脉弦，法当腹中急痛。此阴弦腹痛，皆少阳部位也。凡表邪全盛之时，中有一部见弦，或兼迟兼涩，便是夹阴，急宜温散，汗下猛剂咸非所宜。即非时感冒，亦须体此。至于素有动气、怔忡、寒疝、脚气种种宿病，而夹外感之邪，于浮紧数大中委曲搜求，弦象必隐于内。多有表邪脉紧，于紧中按之，渐渐减少，纵之不甚鼓指，便当作弦脉例治。于浮中按之敛直，滑中按之搏指，沉中按之引引，涩中按之切切，皆阴邪内伏，阳气消沉，不能调和，而显弦直之状，良非邪紧盛之比也，不可不察。

缓　脉

缓脉主乎中，应乎肌肉。阳寸阴尺，上下同等，不浮不沉，不大不小，不徐不疾，不微不弱，和缓有力，鼓指有神。如丝在经，不卷其轴，又如微风轻飐[①]柳梢。蔡西山[②]曰：意思忻忻，难以名状。四时五脏，得此为有胃气。其体属天地之交，阳中有阴，阴中有阳。不分男女老幼，人身得此，气和神畅。百病得此，不治自愈。然缓有二，此乃有胃气，雍容和缓之缓也。又有缓迟之缓，缓纵之缓，缓弱之缓。缓迟者，伤湿也；缓纵者，风热也；缓弱者，气虚也；缓而兼涩者，血虚也。浮缓者，风伤经络；沉缓者，湿伤脏腑。洪缓者，湿

---

① 飐：风吹使物动。

② 蔡西山：即蔡元定，字季通，号西山，福建建阳人。南宋理学家，朱熹弟子，撰著《脉经》。

热；细缓者，寒湿。是皆有病之脉，非真缓脉也。尚有阴虚浮洪无力而缓，阳虚沉细无力而缓，是仅肖缓之体，而未得缓之神也。若弦居土位，缓临水宫，盖克脉也。看此缓脉，要察胃气多少，鼓击高下，去来迟速，便得真确。悟从心解，未可一诊了事也。《脉法》云：右寸浮缓，风邪所居；左寸涩缓，少阴血虚；左关浮缓，肝风内鼓；右关浮缓，土弱湿侵；左尺缓涩，精宫不及；右尺缓细，真阳衰极。通一子云，缓脉有三：从容和缓，浮沉得中，此平人之正脉。若缓而滑大有力者多实热，如《内经》所言者是也，为烦热，为口臭，为腹满，为痈疡，为二便不利，或伤寒温疟初愈而邪热未清者多有此脉。缓而迟细者多虚寒，为阳虚，为胃寒，为气怯，为疼痛，为眩晕，为脾弱，为痿厥，为怔忡健忘，为饮食不化，为鹜溏飧泄，为精寒肾冷，为小便频数，女子为经迟血少，为失血下血。凡诸疮毒外证及中风、产后，但得脉缓者皆易愈。

洪　脉

浮洪，表热，多由阴虚；沉洪，里热，多为寒束。前人言之矣。更有中洪之脉，浮沉俱见细弱，独中候形体宽大，应指有力。此主脾阳不足，中气不畅，胸满腹胀之症，大致病根总由于湿。兼数则热，兼迟则寒。湿寒而脉洪者，正以气郁中焦，阴霾充塞，阳气不得宣行通畅，清浊升降不分也。此东垣升阳除湿汤之症治也。大抵洪脉本属大热，其热为寒湿所郁者，中间必隐带一分弦意。若夫阴虚阳陷，内热郁蒸，脉见中洪，则不必兼弦矣。杨栗山[①]曰：温病邪从内发，其脉不浮不沉，中得洪长滑数，重浊不清。此津液枯干，内热蕴结不散，脉见中洪者也。高鼓峰曰：有一种脉，重按有力，却不弦紧，从肌肉渗开，漫无界限。此近于浮洪豁大，是阴亡也。此即所谓喘脉，满指虚动，不见正形，不见边际。若按之有力属实，是肝肾之血热；按之空豁无力属虚，是肝肾之阴燥也。实宜苦寒，虚宜甘润。此阴虚之中洪脉也。又尝见阴虚内热，阳陷入阴，血热沸腾，证见小便热赤，大便秘结，五心悗热，气短食少，脉来沉弦滑数，应指有力，实大异常。喻嘉言论热入血室曰：血热交并，则脉见洪盛是也。此阴虚之沉洪脉也，投清热养液，佐以宣疏，略兼健脾，提出阳气，出阴归阳，脉乃渐见和平。故叶天士曰：养阴不在补血，而在生津。王孟英谓为增水行舟之法。凡洪大之脉，不宜空，以其正气当盛也；不宜过

① 杨栗山：即杨璿，别名杨浚，字玉衡，号栗山，清代医家。著《伤寒瘟疫条辨眉批》《温病条辨医方撮要》。

实，以其邪气向外也。空则根不坚，实则邪内痼矣。

此外，又有如洪之脉，乃阴虚假热，阳虚暴证。脉虽洪大，按之无力，不得投以凉剂，致败胃气。又人临死从阳散而绝者，脉必先见洪大滑盛，此真气尽脱于外也，不可不察。

细 脉

细脉，如微而常有，细直而软，若丝线之应指。宜于秋冬老弱，为血气两衰之象。或伤精泄汗，或湿气下侵，或泄利脱阴，或丹田虚冷，或胃虚腹胀，或目眩筋痿。《脉经》云：细为血气衰。有此症则顺，否则逆。故吐衄，脉沉细者生。忧劳过度者，脉亦细，治宜温补。春夏少壮，俱忌细脉，谓其与时不合，与形不合也。至如细之脉，或因暴受寒冷极痛，壅塞经络，致脉沉细不得宣达，是细不得概言虚，而误施温补，固结邪气也。又有劳怯困怠，脉见弦细而数。盖弦主气衰，细主血少，数主虚火煎熬，奄奄将毙。医于此时尚欲清之平之，良可慨矣。高鼓峰曰：细脉必沉，但得见滑，即是正脉，平人多有之。若见弦数，即是枯脉，六腑内绝，不治。《脉法》云：细主气衰，诸虚劳损。细居左寸，呕吐气怯。细入左关，肝阴枯竭。细入右关，胃虚胀满。左尺见细，泄利遗精。右尺见细，下元冷惫。

《三昧》曰：《内经》细脉诸条，如细则少气，细而附骨者积也。尺寒脉细谓之后泄，头痛脉细而缓为中湿，种种皆阴邪为患。故胃虚少食，冷涎泛逆，便泄腹痛，自汗失精，皆有细脉。且以兼浮兼沉，在尺在寸，分别裁决。如平人脉来细弱，皆忧思过度，内戕真元所致。若形盛脉细，少气不足以息，及病热脉细，神昏不能自持，皆脉不应病，法在不治。

长 脉

长脉，不大不小，迢迢[①]自若，如循长竿末梢，为平；如引绳，如循长竿，为病。长有三部之长，有一部之长，此以形体言也。有来往之长，谓来有余韵也。心脉长，神强气壮；肾脉长，蒂固根深。《经》云：长则气治，短则气病。长主于肝，短主于肺，皆平脉也。反此则为有余之病，非阳毒癫痫，则阳明热深。若长而缓，百病皆愈，大概虽主乎病，亦属轻浅之症。其有如长之脉，或

① 迢迢：悠长貌。

鳏寡思色不遂，心肝两部则洪长而溢鱼际。此是七情为患而非有邪之脉也。或癞疝而左尺偏长，是又宿疾留经而非无病之脉也；或寒入经腑，六部细长不鼓，此非投以辛热不能蠲除。若细长而鼓，又须清解，灵变在人耳。看得长脉多有兼见，不得偏执，谓悉无病。但病得此，终非死脉。老人两尺沉长滑实，寿可期颐，且征瓜瓞[①]之盛。若短脉不及本位，应指而回，不能满部，主病为内虚，为喘满气促，为胃气弱，为头腹疼。诸病见短难治，为真气不足，是又与长为霄壤之判矣。

《正眼》曰：旧说长脉过于本位，久久审度而知其必不然也。寸而上过则为溢，尺而下过则为覆，关而上过即寸，下过即尺。故过于本位，义所不安也。惟其状如长竿，齐起齐落，首尾相应，非若他脉之上下参差，首尾不匀也。

短　脉

短脉，尺寸俱短，而不及本位，不似小脉之三部皆小弱不振，伏脉之一部独伏匿不前也。《经》曰：短则气病。良由元气阨塞，不能条畅百脉，或因痰气食积阻碍气道，所以脉见短涩促结之状。亦有阳气不充而脉短者，所谓寸口脉中手短者，曰头痛是也。仲景曰：汗多重发汗，亡阳谵语，脉短者死，脉自和者不死。又少阴脉不至，肾气绝，为尸厥。又伤寒六七日，大下后，寸脉沉而迟，手足厥冷，下部脉不至，咽喉不利，唾脓血者，难治。戴同父曰：短脉只当责之于尺寸。若关中见短，是上不通寸为阳绝，下不通尺为阴绝矣，曷知关部从无见短之理？昔人以六部分隶而言，失之矣。

脉，血脉也。其所以动者，气也。气充满于脉管中，则首尾齐起齐落，故形见长。气虚不能充实于脉，则气之来也，鼓指有力。气过之候，心房懈缓，不能应指矣。故其形似断非断而见短也。《经》曰"短则气病"，于此益明。

紧　脉

紧脉，形如转索无常，有左右弹人手之象。又如切绳，乃热为寒束之脉，故急而不甚鼓。暴病见之，为腹痛身疼，寒客太阳，或主风痉痫症。在尺，阴

---

① 瓜瓞：喻子孙繁衍，相继不绝。

冷腹疝；在关，心腹沉痛。在左，紧盛伤寒；在右，紧盛伤食。急而紧者，是遁尸；数而紧者，主鬼击。紧数在表，为伤寒发热，为浑身筋骨疼痛，头痛项强，为咳嗽鼻塞，为瘴疟。沉紧在里，为心腹疼，为胸腹胀满，为中寒逆冷，吐逆出食。为风痫反张，为痃癖，为泻利，为阴疝，女子为气逆经滞，小儿为惊风抽搐。若中恶浮紧，咳嗽沉紧者，皆主死。此证与脉反也。又有如紧之脉，乃伤寒阴症绝阳，七日、九日之间得此脉。仲景曰：脉见转索者，即日死。盖紧本属病脉，而非死脉，但有新久之异，便有死生之分，不可不察。

张石顽曰：紧为诸寒收引之象，亦有热因寒束，而烦热拘急疼痛者，如太阳寒伤营症是也。然必人迎浮紧，乃为表症之确候。若气口盛紧，又为内伤饮食之兆。《金匮》所谓脉紧、头痛、风寒，腹中有宿食也。而少阴经中又有病人脉阴阳俱紧，反汗出者，亡阳也。此属少阴，法当咽痛而复吐利，是为紧反入里之征验。又少阴病脉紧，至七八日，下利而脉暴微，手足反温，脉紧又去，为欲解也。虽烦热下利，必自愈，此即紧去人安之互辞[①]。不可下脉证中，则有脉来阴阳俱紧。恶寒发热，则脉欲厥。厥者，脉初来大，渐渐小，更渐渐大，是其候也。此亦紧反入里之互辞。因误下而阳邪内陷，欲出不入，有此厥逆进退之象，故言欲厥。脉变而紧状依然，非营卫离散，乍大乍小之比。而脉法中复有寸口脉微尺紧，其人虚损多汗，知阴常在，绝不见阳之例。可见紧之所在，皆阳气不到之处，故有是象。若脉至如转索而强直不和，是但紧无胃气也，岂堪引目[②]乎？

张景岳曰：寒邪未解，脉息紧而无力者，无愈期也。盖紧者邪气，力者元气。紧而无力，则邪气有余，而元气不足，何以逐邪？临此证者，必使元阳渐充，则脉渐有力，自小而大，自虚而实，渐至洪滑，则阳气渐达，表将解矣。若日渐无力，而紧数日进，危亡之兆也。

散脉

散脉，举之浮散，按之则无，去来不明，漫无根蒂，不似虚脉之重按虽虚而不至于散漫也。散为元气离散之象，故伤寒咳逆上气，其脉散者死，谓其形损故也。可知散脉为必死之候。然形象不一，或如吹毛，或如散叶，或如

---

① 互辞：互文。

② 引目：举目。

悬雍，或如羹上肥，或如火薪。然皆真散脉，见之必死，非虚大之比。《经》曰：代散则死。若病后大邪去而热退神安，泄利止而浆粥入胃，或有可生者，又不当一概论也。

璜按：古人云代散必死。夫代散何以死？死于心之行血已失其功用也。元海无根，无以鼓荡脉道，使之进行，则心房开合之灵机已失，所云气尽则死也。肺主气，心主血，气血俱病，顷刻告危。心肺最多猝死之症，古人多未见及，往往以散脉为脾肾之根本先绝，而不知其病机仍在心肺为病也。气尽而心之运血不灵，则窒塞而死。西人于临危之症，每用强心剂，殊有卓见。

弱　脉

弱脉，沉细而软，按之乃得，举之似无，不似微脉按之欲绝，濡脉按之若无，细脉浮沉皆细也。弱为阳气衰微之候。夫浮以候阳，今取之如无，阳衰之明验也。故《伤寒》首言弱为阴脉。在阳经见之，固属阳气之衰。《经》言寸口脉弱而迟，虚满不能食；寸口脉弱而缓，食卒不下，气填膈上。上二条，一属胃寒，一属脾虚，故皆主乎饮食。又形作伤寒，其脉不弦紧而弱。太阳中暍，身热疼重而脉微弱。可见脉弱无阳，必无实热之理，只宜辨析真阳之虚与胃气之虚，及夏月伤冷水，水行皮中所致耳。在阴经见之，虽为合脉，然阳气衰微已极，非峻温峻补，谅难春回寒谷也。惟血痹虚劳，久嗽失血，新产及老人久虚，宜微弱。然必弱而和滑，可卜胃气之未艾。若少壮暴病而见脉弱，咸非所宜。即证虚脉弱，而苟兼之以涩，即为气血交败，其能荣爨[①]下之薪乎？

濡　脉

濡脉，虚软少力，应指虚细，如絮浮水面，轻手乍来，重手乍去，不似虚脉之虚大无力，微脉之微细如丝，弱脉之沉细软弱也。为中湿，为自汗，为冷，为痹。寸濡曰阳虚，关濡曰中虚，尺濡曰湿甚，为泄泻。濡为胃气不充之象，故内伤虚劳、泄泻、少食、自汗、喘乏、精伤、痿弱之人，脉虽濡软乏力，犹堪峻补峻温，不似阴虚脱血，纯见细数弦强，欲求软弱，转不可得也。盖濡脉之浮软与虚脉同类，但虚则浮大，濡则小弱也。濡脉之细小与弱脉相似，但弱在

① 爨：灶。

沉分，濡在浮分也。濡脉之软弱与散脉相似，但散则从大，而按之则无，濡则从小而渐至无力也。夫从小而渐至无力，气虽不充，血犹未败；从大而按之则无，气无所统，血已伤残，阴阳离散，将何所恃而尚望其生乎？以此言之，则濡之与散，不啻霄壤①矣。

芤 脉

芤脉，浮大中空，按如葱管。芤为孤阳脱阴之候，为失血脱血，为气无所归，为气无所附，为阴虚发热，为头晕目眩，为惊悸怔忡，为喘急盗汗。芤虽阳脉，而阳实无根，总属大虚之候。《脉法》云：芤脉中空，故主失血，随其部位，以验所出。左寸呈芤，心主丧血；右寸呈芤，相傅阴亡；芤入左关，肝血不藏；芤见右关，脾血不摄。左尺见芤，便红之咎；右尺若芤，火炎精漏。（相傅，肺之官也。）

《脉诀》云两头有，中间无。戴同父驳之曰：如是则寸脉下不至关，为阳绝；尺脉上不至关，为阴绝。死脉非芤脉也。此乃有意攻击之词耳。芤脉浮大而软，举指三关俱有，微按则指下无，而但动于每指之两边矣。此《脉经》之义也。重按之则三指指下全无，而但动于食指、名指之两头矣。此《脉诀》之义也。即尺寸本位，且无脉矣，岂但不至关耶，阴绝阳绝者，脉自不至关也。芤脉中间无者，按之使无也耶？岂可溷②耶，王子亨曰：如浮而大，按之于指面之中下断，语最明显。史载之又谓：芤脉如按环子内面，两头有，中间曲而缺，非谓绝也。此盖指脉形宽大，指面不能尽压脉上，故但指内缺而不动，指尖之外犹曲而见动也。凡脉皆有微有甚，稍按之不及，中候而断之，芤之甚也。为阴虚失精，亡血盗汗。按至中候而断者，仲景所谓芤而有胃气也。禀赋弱者，此为平脉，大病新瘥尤宜之，盖此即濡弱之脉也。

凡失精亡血，脉必芤，固矣。但芤而内外、上下匀净如一，来往不大者，可峻用温润以补其精血。若虽芤，而中有一细劲线，或寸关尺有一部独大而鼓指，或来去大小不匀，此即虚中夹实，宜察其在气在血，为寒为热，设法疏之散之，攻之驱之，攻补兼施，须量邪正虚实之浅深，以定其缓急轻重也。

---

① 霄壤：比喻相去极远，差别很大。

② 溷：混杂。

微 脉

微脉，纤细无神，柔弱之极，乃血气俱虚之候。为恶寒，为恐惧，为怯弱，为少气，为中虚，为胀满，为呕哕，为泄泻，为虚汗，为食不化，为腰腹疼痛，为伤精失血，为眩晕厥逆。此虽气血俱虚，而尤为元阳亏损，最是阴寒之象。《脉法》云左寸惊怯，右寸气促；左关寒挛，右关胃冷。左尺得微，髓竭精枯；右尺见微，阳衰命绝。此按部位以察病也。夫微脉轻取之而如无，故曰阳气衰；重按之而如无，故曰阴气竭。长病得之多不救，谓其正气将绝也；卒病得之或可生，谓其邪气不至深重也。

微为气血两虚之候，而考诸经旨，属血虚者尤甚。夫亡阳亡阴，皆有微脉。《灵枢·终始》曰：少气者，脉口人迎俱小，而不称尺寸也。阴阳俱不足，补阳则阴竭，泻阴则阳脱。如是者，可将以甘药，不可饮以至剂。《脉经》曰：脉小者，血气俱少。又曰：脉来细而微者，血气俱虚。凡浮而极薄，却非极细，应指无力而模糊者，亡阴之微也。推其极，则羹上肥也。沉而极薄，且又极细，似见弦劲，应指无力，不甚模糊者，亡阳之微也。推其极，则蜘蛛丝也。极细极薄者，血虚也。应指无力者，气虚也。《脉经》曰：阳微则发汗，阴微则下利。又曰：阳微则不能呼，阴微则不能吸。呼吸不足，胸中短气。《伤寒论》曰：脉微而恶寒者，此阴阳俱虚，不可更发汗，更吐，更下也。此大法也。

动 脉

动之为义，以厥厥动摇，急数有力而得名也。两头俯下，中间突起，极与短脉相类。但短脉为阴，不数不硬不滑也。主病为痛，为惊，为泄泻，为亡精，为失血。虚者倾摇，胜者自安。《脉法》云：右寸得动，自汗无疑；左寸得动，惊悸可断。左关拘挛，右关脾痛；左尺亡精，右尺火迅。是可按部位以察病也。后世谓动脉徒诊关部者，是泥于仲景“脉见关上”之文，殊不知仲景云“阳动则汗出”明指左寸属心，汗为心液；右寸属肺，肺司皮毛。故主汗出也。“阴动则发热”明指左尺见动，真水不足；右尺见动，相火虚炎。故发热也。且《素问》曰：妇人手少阴脉动甚者，妊子也。夫手少阴非隶于左寸者乎？庞安常强分关前关后，尤不足据矣。大抵动脉在诸脉中，最为搏击有力，是阴欲伏阳，而阳不肯伏，故为百病之善脉也。乃有如动之脉，指下散断圆坚，有形无力。此真阳已熄，阴气凝结，而大气不能接续，如心脉之如循薏苡，如麻豆击手，按之益躁疾，非心阳散歇而不返者乎？王叔和曰：左脉偏动，从寸至关，关至尺，处处动摇，各异不同，其病仲夏得之，是心气不扬也。若早为善治，桃花落，阳气伸，当不至死矣。夫动脉，以滑而兼紧，滑为阳强，紧为阴实，故宜起伏暴跳，鼓搏有力。若坚硬断散，不见起伏，此阴结无阳，虽与牢脉长短不同，而大体则无以异矣。

伏脉

伏脉，更深于沉，须推筋着骨，细寻方见。主寒凝经络脏腑，或霍乱吐泻，腹疼沉困，或宿食沉畜，或老痰胶固，或厥逆重阴，宣阳温里，急宜着力。伤寒太阳初症，得此最为吉兆。李濒湖曰：伤寒一手伏曰单伏，两手伏曰双伏，不得谓为阳症见阴脉也，乃以火邪内郁，不得发越，阳极似阴，故脉伏，必有大汗而解。正如久旱将雨，六合阴晦，雨后庶物皆苏之义。又夹阴伤寒，先有伏阴在内，外复感寒，阴盛阳衰，四肢厥逆，六脉沉伏，须服姜附及灸关元，脉乃复出也。若太溪、冲阳皆无脉者必死。以上皆正伏脉也。又有如伏之脉，乃病久阴阳两亏，脉见断续沉陷，或见或隐，真气随亡，岂初病可用消散之比乎？此乃脱脉，非伏脉也。至有暴惊、暴怒、暴厥，亦见沉伏，少待经尽气复，不治当自愈。通一子云：如有如无，附骨乃见。此阴阳潜伏，阻隔闭塞之候，或火闭而伏，或寒闭而伏，或气闭而伏。为痛极，为霍乱，为疝瘕，为闭结，为气逆，为食滞，为愤怒，为厥逆，为水气。凡伏脉之见，虽与沉、微、细、数相类，而实不同。盖脉之伏者，以其本有如无，而一时隐蔽不见耳。此有胸腹痛极而伏者；有气逆于经，脉道不通而伏者，有偶因气脱，不相接续而伏者。然此必暴病暴逆乃有之，调其气，脉自复矣。若此数者之外，其有积困绵延，脉本微细，而渐至隐伏者，此自残烬将绝之兆，安得尚有所伏？《脉法》云：伏脉为阴，受病入深。左寸血郁，右寸气郁；左关脉滞而痛，右关寒凝水谷；左尺气疝，右尺火郁。各应部位，学者消息。

伏者，气闭也，非气脱也。若全身脉沉，则亦气闭而死矣。故寸关之脉既伏，则尺中之脉不可伏也；头面之脉既伏，则心腹之脉不可伏也；两手之脉既伏，则趺阳、太溪之脉不可伏也。既伏者，无可诊也。诊其不伏之处，涌盛上争，有踊跃之势者，伏脉也。旋引旋收，辙乱旗靡[①]，有反掣之意者，脱脉

① 辙乱旗靡：车辙错乱，旗帜倒下，形容军队溃败。此处引申形容脉象伏象。

也。世谓伏脉推筋着骨而始见，是犹有可见，只可谓为沉之甚者，细之甚者，微之甚者，而不得谓之伏。伏则两手直不见脉也，主暴病、实病，凡卒尸急痛者有之。若久病虚弱，不宜有此。故伤寒十三日以上不间，脉尺寸陷者危。陷者，突然脉沉小无力，此气欲脱也。《脉经》曰：伏者，霍乱。此气闭也。《难经》以入尺为覆，为内关外格，阳乘之脉。覆即伏也，阳内闭而不出，阴外入以格据之也。治伏者，只宜宣散，必无热补，以其外阴内阳，阳伏于内，实有物焉，而非虚也，故曰伏也。若内阴外阳而至无脉，是阴阳离绝，即脱矣。

《脉经》曰：心衰则伏。此"伏"字，只是极沉而细者。西医谓脉之动，以心动也，故脉不动者，心无气也。故尸厥不知人，气反则生，不反则死。又《内经》曰：肝脉惊[①]暴，有所惊骇，脉不至，若喑，不治自已。此亦心气乍失之象。故吾常谓伏者，有邪与正相迫，有正与正相迫。正与正相迫者，阴阳相争而不相下，并行一道，血脉壅窒，不能旋转，如两人对行狭巷，抵触而各不得进也。此升降乍乱，大怒甚恐者有之。若二气有一偏盛偏衰，则让开气道，而不至于伏矣。邪与正相迫者，如大寒甚暑，中之者卒不知人，是邪气猛来，心力被遏，血络不得通行，正气尚能格据也。此人元气必实，若不实则邪气侵，正气散矣。故伏者，阴阳邪正，力能相敌而然也。故伏脉无虚病，治伏脉无补法。即如伤寒有通脉四逆症，此元阳大亏，阴邪上掩心君也，伏而几于脱矣。药用辛热，补中仍寓温散，此与房室感寒脉伏者治法相同，皆正气内怯而脉伏。伏脉之虚证也，且不能纯用温固，况其他乎？若不任温散，即真脱矣。故少阴病下利不止，厥逆无脉，用白通汤加猪胆汁。服之脉微续者生，暴出者死，为其近于脱也。若果伏脉，何不可暴出乎？

前谓诊其身中有脉之处，涌盛上争者，伏也；旋引旋收者，脱也。此系指病气已定，寸口脉气已伏之后言之。若当病之乍起，寸口脉气未伏将伏之际，诊之指下，总是旋引旋收，渐渐退缩之象。此时膻中大气方乱，脱、闭机括，本尚未定，其后有因闭而竟脱者，有本脱而生气一线未尽，犹可挽回者。若必欲于万难分辨之中，而曲为之辨，则惟以形细而弦，如丝发梗梗有起伏者，闭之象也；形散而断，如麻子萦萦[②]无起伏者，脱之象也。

---

① 惊：《素问》作"骛"。骛，奔驰。

② 萦萦：缠绕貌。

牢 脉

牢脉者，弦大而长，举之减少，按之实强，如弦缕之状。不似实脉之滑实流利，革脉之按而中空也。为心腹疼痛，为疝癞癥瘕，为气短息促，为皮肤著肿。叔微云：牢则病气牢固。在虚症绝无此脉，惟湿痉拘急，寒邪暴逆，坚积内伏，乃有是脉。历考诸方，不出辛热开结、甘温助阳之治，庶有克敌之功。虽然固垒在前，攻守非细，设更加之以食填中土，大气不得流转，变故在于须臾，可不为之密察乎？若以牢为内实，不问所以，妄行迅扫，能无实实虚虚之咎哉？大抵牢为坚积内着，胃气竭绝，故诸家以为危殆之象。

牢脉挺长坚实，不见起伏来去，此阴冷固结之象，肝肾二经气冷血寒，宜以猛热急驱沉痼。然有气分、血分之辨：在血分者，为症瘕积聚，有形之痞块，饮食寒冷之停滞，与夫久受寒湿侵入筋骨者也；在气分者，即肝肾冷气，为疝痛，少腹引腰控睾也。其轻者为胸腹气结，呼吸不畅也。徐东皋谓牢脉按之不移。《素问·示从容》曰：浮而弦者，肾不足也。即革脉亡血失精之义。又曰：沉而石者，肾气内着也。仲景肾着汤，治腰重冷病如带五千钱者，即尺脉牢而长，少腹引腰痛之义也。寒湿内结，不得阳气以升发之象。

吴黼堂曰：牢脉，即西医所谓硬脉也。硬脉由抵抗指头而得，关于动脉壁硬固或紧张。凡心脏肥大及肾脏萎缩恒见之，铅毒、疝痛亦然，脑膜炎及脑卒中之初期亦有见此脉者。余谓诸凡病证，皆肾脏萎缩之所自生也。牢脉，《素问》谓之“肾不足”，仲景谓之“肾气内着”，与西医所言萎缩肾若合符节。惟肾气萎缩，则牵引阴筋而疝痛。肾失功用，则无以运精华之血于心，动脉管乏血濡润，因之紧张而硬固。肾，生脑者也。肾气萎缩，则乏清新之血以上供而脑病作矣。西医每谓脉只以候心，不能候其他脏腑，独此硬脉乃取以候肾，诚不如我国诊寸关尺为确凿有据也。故论脉法，西医粗而浅，我国粹而精也。

革 脉

革脉者，弦大而数，浮取强直，重按中空，如鼓皮之状。为亡血，为失精，为半产崩漏，为胀满，为中风，为感湿。婴宁生[①]曰：革乃变革之象，虽失常度而按之中空，未为真脏。故仲景厥阴例中，有下利肠鸣，脉浮革者。主以当归四逆汤，得非风行木末，扰动根株之候乎？又云妇人则半产漏下，男子则亡血失精。《金匮》半产漏下，主以旋覆花汤，得非血室伤败，中有瘀结未尽之治乎？其男子亡血失精，独无主治，云岐[②]补以十全大补，得非极劳伤精，填补其空之谓乎？是以长沙直以虚寒相搏例之，惟其寒，故柔和之气失焉；惟其虚，故中空之象见焉。岂得以革浮属表，不顾肾气之内惫耶？

革浮坚，牢沉实，在外感寒热极盛之时得之。革即格阳，牢即关阴。盖尺寸阴阳也，浮沉亦阴阳也。溢于寸与溢于尺无异也。其来势汹涌而形体滑大者，或汗或下，犹可施治。若来势怠缓无神，徒见形体坚搏劲急。此死阴之象，非寻常虚寒可比，峻用温补，犹恐未能挽回。大抵脉中，革与散之浮，牢与微之沉，皆虚实之极，致阴阳之偏绝，虽有神丹，百难救一。

锡璜按：《素问》云：浑浑至如涌泉，绵绵其去如弦绝，死。曰革至如涌泉，流出之甚也；绵绵其去，流而不返。义如弦绝者，若弓弦琴瑟断绝，不可再续义，故云死。王贶[③]曰：革脉浑浑如涌泉，谓出而不返也。为阴气隔阳，又为溢脉。溢脉盖自尺而出，上于鱼际，离经无根本。又有覆脉自寸口下退，过而入尺，皆必死。此等脉见于两手或一手，难以逐部寻求。然愚临症三十年，所遇此脉，大概脉管紧张扩大，如按鼓皮，其中甚空。症由色欲伤精使然，甚至房事甚久，而无真精可以泄出者，愚每以大补肝肾之药加鹿茸愈之。

结　脉

结脉，指下迟缓，频见歇止，止而复来，不似代脉之动止不能自还也。结为阴邪固结之象，越人云结甚则积甚，结微则气微。言结而少力，为正气本衰，虽有积聚，脉结亦不甚也。而仲景有伤寒汗下不解，脉结代，心动悸者；有太阳病，身黄，脉沉结，少腹硬满，小便不利，为无血者。一为津衰邪结，一为热结膀胱，皆虚中夹邪之候。凡寒饮死血，吐利腹痛，癫痫蛊积等气积不

① 婴宁生：指元末明初医家滑寿。滑寿，字伯仁，晚号婴宁生，著《滑氏脉诀》《十四经发挥》等。

② 云岐：金代医家张璧，号云岐子，张洁古之子。

③ 王贶：字子亨，河南兰考人。宋代医家，著《全生指迷方》。

调之病，多有结脉暴见，即宜辛温扶正，略兼散结开痰，脉结自退。尝见二三十至内有一至接续不上，每次皆然，而指下虚微，不似结促之象。此元气骤脱之故，峻用温补，自复。如补益不应，终见危殆。若久病见此，尤非所宜。夫脉之歇止无常，须详指下[①]有力无力，结之频与不频。若十余至或二三十[②]至一歇，而纵指续续，重按频见，前后至数不齐者，皆经脉窒塞[③]，阴阳偏阻所致。盖阴盛则结，阳盛则促，所以仲景皆谓为病脉。

《脉神》曰：脉来忽止，止而复起，总谓之结。旧以数来一止为促，促者为热，为阳极；缓来一止为结，结者为寒，为阴极。通谓其为血，为气，为食，为痰，为积，为症瘕，为七情郁结。浮结为阳邪在经，沉结为积聚在内，此固促结之旧说矣。然细勘之，促类数也，未必热；结类迟也，未必寒。但见中止者，总是结脉，多由血气渐衰，精力不继，所以断而复续，续而复断。尝见久病者多有之，虚劳者多有之，或误用攻击克伐者亦有之。但缓而结者为阳虚，数而结者为阴虚。缓者犹可，数者更剧。此可以结之微甚，察元气之消长，最显最切者也。至于留滞郁结等病，本亦此脉之症应，然必其形强气实，举按有力，方为脉之郁结也。又有无病而一生脉结者，此其素禀异常，无足怪也。舍此之外，凡病有不退而渐见脉结者，此必气血衰残，首尾不继之候，速宜培本，不得妄认为留滞。

璜按：脉停至多由心体之虚，西医亦有是说。读此，弥益恍然。

促　脉

促乃数中一止。此为阳极亡阴，主痰壅阴经，积留胃腑，或主三焦郁火炎盛，或发狂斑，或生毒疽。五积停中，脉因为阻，最不宜于病后。若势进不已，则为可危。五积者，血、气、痰、饮、食也。若新病得此，元气未败，不必深虑。但有如促之脉，或渐见于虚劳垂危之顷，死期可卜；或暴作于惊惶造次之候，气复自愈。脱阴见促，终非吉兆。肿胀见促，不交之否促，促脉则亦有死者矣。《脉法》云：左寸见促，心火炎炎；右寸见促，肺鸣咯咯。左关血滞，右关食滞；左尺遗精，右尺热灼。此因部位以察病也。

张石顽曰：促为阳邪内陷之象。《经》云：寸口脉，中手促上击者，肩背

---

① 指下：原作“揭下”。

② 十：原脱，补。

③ 塞：原作“寒”。

痛。观“上击”二字，则脉来搏指，热盛于经之义，朗然心目矣。而仲景太阳例，有下之后脉促胸满者，有下之利不止而脉促者，有下之脉促不结胸者，有脉促手足厥冷者。上四条，一为表未尽，一为并入阳明，一为邪去欲解，一为转次厥阴，总以促为阳，里不服邪之明验。虽症见厥逆，只宜用灸以通阳，不宜四逆以回阳。明非虚寒之理，具见言外。所以温热发斑，瘀血发狂，及痰食凝滞，暴怒气逆，皆令脉促。设中虚无凝，必无歇止之脉也。

璜按：促脉多由阴阳热烁，心房开合有碍之故。痰食之说，殊不尽然。

代　脉

代脉，动而中止，不能自还，因而复动，名曰代。不似促、结之虽见歇止，而复来有力也。代为元气不续之象。《经》云：代则气衰。在病后见之，未为死候。若气血骤损，元气不续，或七情太过，或颠仆重伤，或风家痛家，脉见止代，只为病脉。伤寒家有心悸脉代者，腹痛心疼有结涩止代不匀者。凡有痛之脉止歇，乃气血阻滞而然。若不因病，脉见止代，是一脏无气而他脏代之，真危亡之兆也。即因病脉代，亦须至数不匀者，犹或可生。若不满数至一代，每次依数而止，此必难治。《经》谓五十动不一代者，以为常也，以知五脏之气。予之短期者，乍疏乍数也。又曰数动一代者，病在阳之脉也。泄及便脓血，此则阳气竭尽无余之脉耳。所以或如雀啄，或如屋漏，或如弦绝，皆为代脉，见之生理绝矣。惟妊娠恶阻，呕逆最剧者，恒见代脉。谷入既少，气血尽并于胎息，是以脉气不能接续。然亦二三月时有之，若至四月，胎已成形，当无歇止之脉矣。

吴黼堂曰：结、促、代脉，西医谓之不整脉。有一二休息时毫不能触知脉搏者，是名结代脉。一则以心脏收缩，刻期间歇，名缺止脉。一则以心脏收缩力有一二微弱者，血液不能充分送入桡骨动脉故也，是名间歇脉，不整脉之一种。又有称为交换脉，及二连脉、三连脉、四连脉者，前一种为大小二脉相交换，后数种则脉搏二至三至或四至相连续。其次即为间歇，见诸代偿机有障碍之心脏病为最多。依西医此说，是脉之停止，由心脏收缩、心力微弱及心脏病有所障碍也。而我国则分为数时一止为促，缓时一止为结，止有定数谓代，治法均有不同。然起于心房间歇之差，西法较为直捷了当。脉书欺人之语，多有揣测而不足信者。总而言之，心筋衰弱最易见此脉，特化阳化阴为有异耳。

喘躁驶三脉

三脉，前人皆以数该[1]之。殊不知三脉有兼数者，有余之实脉也；不兼数者，不足之败象也。

喘者，自沉而浮，有出无入，来势逼迫，至浮分即止，而不见其气之反吸也。气之来也，如吹管而不复吸入也。此命门元根上脱，久病虚羸、失血脱泄之人忌见之。其兼数而实者，为痰火湿热之病，应指振撼，实大有力，出多入少也。《内经》曰：赤，脉之至也，喘而坚，有积气在中，时害于食，名曰心痹。又曰脉至如喘，名曰气厥。气厥者，不知与人言。此皆实而喘者也。

躁者，亦自沉而浮，来去如电掣而不相连续。其来也，有顷而一掣；其去也，有顷而一掣。一息不过四五至，而无循环容与之意。在虚劳久病，与代、散同论，为其气不相接也；在新病实病，为痰凝气郁，与结、涩同论。大致是血液小而气燥热之象。

驶者，自尺上寸，如箭之直而迅，而无浮沉起伏之势。在新病，惟风寒咳嗽喘促者，不足为忌。若久病劳嗽及病困而见者，多是元根欲脱也。又有来势略盛而逊于喘，亦能吸入，惟应指时有战栗之意，如左右弹者。此主中气不足，为怔忡，为用力过度，为中焦停饮，为经络阻滞，为元阳衰惫。仲景曰：脉见转索者，即曰死。旧解隶之紧脉，非也。紧脉如转索者，如其转之紧而劲也。此如转索，如其索之动，高下左右无定也，即喘脉之无神者也。

璜按：应指战栗，如左右弹者。此即西医所谓弹[2]力性隆起，动脉当回复原状而发生颤动者是也。此等动脉管扩张之症恒有之。

---

① 该：概括。

② 弹：原作“惮”。

诊断学讲义

吴锡璜　撰述
杨朝阳　校注

内容提要

《诊断学讲义》是私立厦门国医专门学校教材之一种。全书共25章，旨在建立系统性的中医诊断学体系。开篇首论寒温，从疾病表现的共性、个性来认识病症的发展变化。在传统中医望、闻、问、切四诊基础上，新增经络、皮肤、腹部、筋脉、声色等诊断方法。最后，吸收并运用西医知识，简述内脏器官的临床诊察。该书现有厦门国医专门学校油印本、厦门国医专门学校1936年铅印本、台湾新文丰出版公司1979年影印本。本次整理校注以台湾新文丰出版公司1979年影印本为底本。

目　　录

诊断学讲义

序 言

医以愈病为事也，欲愈病必先识病，审其病之从何疾病而起，是之谓原因。审其病之既往症若何，现在症若何，是谓之经过。审其病最后之状况及脉侯，以何者为可治，何者为不可治，是之谓预后。合此三者，以之临床察病，便谓之诊断。我国医学旧名四诊，而不谓之诊断，然其分别顺逆，阐发其可治、不可治之由，何一而非诊断？其不以诊断名篇者，非古人诊法之疏也，因每一病必分门别类、纲举目张，既合初、中、末以论治，则诊断自在其中，又何必多分名目，使学者惑于多歧耶！

慨自西法东渐，习西医者动讥我国无诊断学，其实非无诊断学也。重洋万里，不徒风俗不同、言语饮食不同，即学术所从入之途，亦判若霄壤[①]。究之，各有练习之技能，亦各有见真之实际，特病情万变，风土各异，必不能以一方隅所经历磨练之才力心思，遂谓可泛应曲当[②]也。试观通商各埠，医院林立，有中医不能治而西医能治者，有西医谓不可治而中医能愈之者。此无他，学术分歧，即历练亦有种种之区别。互相攻讦，既属无谓，即畸轻畸重于其间，亦属先入为主之见误也，而必非持平之论。难之者曰：中医愈疾，有时且过于西医。此仅言其结果，不求其所以然，自不得以结果与人争论。噫！为此说者，殊太无谓[③]。夫医之要点，在乎愈疾，结果既能愈疾，且所投必愈，则其论证处方已极精粹，纵所以然之故与西说不合，亦不必削足就履[④]，争论何为。难之者又曰：有人于此，质弱色苍，久嗽潮热，痰中带血，六脉弦数，食肌俱减，无中无西，均曰痨症。而西医尚不敢妄断，必听其音，扣其响，检出其结核菌，然后定断。若中医诊症不确，何以为治？不思既见以上诸脉侯，则痨症已属明显，纵未检出结核菌，亦可定断。听音、扣响等，特较详细之检查耳，未可以此为中医之疏缺也。乃者，国府提倡医学，既中西并重，西医诊

---

① 霄壤：天和地，比喻差别极大。

② 泛应曲当：谓广泛适应，无不恰当。

③ 无谓：没有道理。

④ 削足就履：比喻勉强迁就，拘泥成例而不知变通。

断自较中医精切，器具之测量，化学之检查，亦可补中法所不及。第察目观色、问声审脉、辨症看舌，我国之诊断亦具有特长。

吾兄瑞甫有见及此，癸酉之冬，奉中央国医馆命，办理国医专门学校，所选述课徒之《诊断学讲义》，以国医学说为主体，兼博采西说而参以己意，使知国医自古诊察疾病，各大圣大贤具有严密之讨论，非区区焉徒凭四诊已也。特拘于国例，视躯体太重，少所解剖，且昔时乏显微镜之检查，于微生物无从考验，此则时势使然，非国医之不求进步也。然读《皇汉医学》[1]云：用仲景法，不必从事于杀菌，而病菌自然消灭。于以见古圣贤立法，通天地之故，类万物之情，故能无所不包，非拘于形体之学者所能企及也。是书兼中西医学说以汇其通，达古今之变而与时适宜，以之绵轩岐道脉，启后学新知，将于是乎在。用特弁数语于简端[2]。

中华民国二十五年

吴锡琮[3]珣甫氏序于同安翠云小舍

---

① 《皇汉医学》：日本汉方医学古方派 代宗师汤本求真的代表作，影响极广泛。

② 简端：书籍开头。

③ 吴锡琮：吴瑞甫的胞弟。

绪言

喻氏[1]言:先议病,后用药。言医者必确知其病之所在,而后用药,得随症以施疗法也。夫治病莫先于识病,近观西洋医学,诊断病症,不厌求详,其大要悉本于五神。五神者何?视神、触神、听神、嗅神、味神是也。吾人既具此五神以为媒介,更赖器械、试药之协助,遂得洞悉种种疾病之本性。其间有别为视诊者,凡形状、色相、位置、运动之能否,皆属之。且有显微镜之检查,有眼喉镜、耳鼻镜、膀胱镜、胃镜之检查。若夫血液、尿、咯痰、胃肠内容物,则以化学为检查;心尖搏动、上腹搏动、肝脾脏肥大及腋水腹部储蓄游移者流,则以指头或掌心触诊为检查。其由于内部器官,所含有空气之量者,则以打诊为检查;其由于身体内部所生之音响者,则以听诊为检查。此之谓西洋诊断学。而我国医者除望、闻、问、切四诊外,每有检察未周之处。读张仲景序言云相对斯须,便处方药,慨吾国医者诊法之疏也!

考《灵枢·经脉篇》有诊阳络、阴络之色,其经别编亦分十二经脉之部,各有经气,则各有其证别。隋《太素》[2]杨上善又著诊络、诊皮、诊筋、诊骨诸编,则诊断学固我国旧有之国粹也。近代以来,医学家日益求精,诊腹诊舌、察目验齿、检二便,辨症亦至详且备。精于医者,合脉法外候以为诊察,每每切中病情,善愈危症,惜真能辨症者寥寥无几。自汉以下,各方籍又多家自为说,学医者未能抉择,入主出奴[3],互相攻讦,病家延医,诊断纷歧,莫衷一是。此言何病,后医一至,否认随之,以致有识者讥为无统系[4]之学术。呜呼!《灵枢》《素问》《金匮玉函》,微言大义,昭若日星,岂真无统系之学术耶?夫家自为说,我国方书之大病也。然敢笔之于书者,大半由阅历经验而来,故虽陈述病原,不免有舛错之处。而苟病状脉候,有所规仿,其收效也每每

---

① 喻氏:即喻嘉言,本名喻昌,字嘉言,明末清初著名医学家,江西南昌府新建(今南昌市新建县)人。

② 《太素》,即《〈黄帝内经〉太素》,杨上善著。

③ 入主出奴:崇信了一种说法,就必然会排斥另一种说法,把前者奉作主人,把后者当作奴仆。附和前者,污蔑后者。后来用"入主出奴"比喻学术思想上的门户之见。

④ 统系:系统。

恒有。所惜诊断学不讲，举凡推阐病原，往往模糊影响，为世诟病。以致习东西医者，动辄讥我国医学为理想，大率由诊断学之不讲求。今欲成一有统系之学术，俾临症得衷一是，不涉虚浮，则讲求诊断学，实为当务之急。试验《诊断学》条目如下：

一、寒温之辨

二、伏气症

三、通常症

四、特异症

五、既往症

六、现在症

七、诊经络法

八、诊皮大法

九、诊腹大法

十、诊筋大法

十一、望色大法

十二、闻声大法

十三、问症大法

十四、切脉大法

十五、察目大法

十六、看舌看齿大法

十七、察气病

十八、察血病

十九、触　诊

二十、打　诊

二十一、听　诊

二十二、呼吸器之诊查

二十三、血行器之诊查

二十四、消化器之诊查

二十五、泌尿器之诊查

第一章　寒温之辨

伤寒六经分治，各有提纲，大旨分汗、吐、下、温、清、和六法。学西医者妄为诊断，谓伤寒即小肠坏症，不思既为小肠坏，便有肠窒扶斯菌。何以精于伤寒者，分别诊断，以为在表，便可一汗而解；以为在里，便可一吐而解；以为在胸，便可一吐而解。药到病瘳，视小肠坏症必须三四星期病始逐渐退出者，大相径庭，则伤寒之非肠窒扶斯也明甚。余以为肠窒扶斯即温热门中之重热症，乃传染病也，自应列诸传染病中。若我国方书所言之寒温病，乃气候使然，兹且就其不同之点，鉴别如下：

（一）伤寒初起，必恶寒、无汗、身体发热，虽厚衣重被，仍觉恶寒。

（二）温病初起，虽微恶寒，但既发热则恶寒自罢，有时汗解，有时虽汗而热不除。

（三）伤寒初起，脉见浮紧，若系恶风有汗，则脉转见浮缓。

（四）温病初起，脉重按有力，若系风温，则自汗、咳嗽，而脉见浮虚而数。

（五）伤寒辨症，分三阳三阴，次第井然。故治伤寒必分六经见症。

（六）温病不循经次，上、中、下三焦见症，各从其类。故治温病，必以分别三焦为主。

（七）伤寒神昏谵语，多主胃实，但必自汗、舌黄而脉洪大。

（八）温病神昏谵语，或神气昏沉而不语，多主包络，但必舌绛或紫汗不多，而脉虚数。

第二章　伏气症

伏邪病症（说本《伏邪新书》[①]）

感六经而即发病者，轻者谓之伤，重者谓之中。感六经而不即病，过后方发者，总谓之伏邪；已发者而治不得法，病情隐伏，亦谓之伏邪；有初感治不得法，正气内伤，邪气内附，暂时假愈，后仍复作，亦谓之伏邪；有已发治愈，而未能除尽病根，遗邪内伏，后又复发，亦谓之伏邪。夫伏邪有伏燥，有伏寒，有伏风，有伏淫，有伏暑，有伏热。

伏　燥

谨案：燥为次寒，乃秋气伤人之症，即使化热，亦不宜与热症混同施治。厦医每以秋后伏暑化热之病，指为秋燥。此大误，读此篇自当隅反[②]。

面色如常，但中正、印堂、年寿[③]、两颊等处，间有白气，发于皮肤之里，白而不绛。舌苔白腐，甚则仅如钱大一块在舌中心，而四面如驳去者。或四面有白腐，而中心如挖去者。脉象短涩，浮取反觉小滑，胃脘常觉痞闷，此为伏燥常见之形症。

呕吐翻胃，脘痛、肠结、汗下、噎膈，无汗，或但头出汗，此为燥金邪气伏于阳明之症。

当脐而痛，时作时止，疝瘕症结，脱营血枯，久则成干血痨。此为燥邪伏于阳明，日久不解传入冲任之症。

虚疝血燥，日渐瘦弱、呛咳，寒热似疟，少腹拘急，似痛非痛，胁下疼痛，

① 《伏邪新书》：清代刘吉人撰著，全书分伏燥、伏寒、伏风、伏湿、伏暑、伏热而列论。

② 隅反：指类推，举一端即知其余。语出《论语·述而》：“举一隅不以三隅反，则不复也。”

③ 年寿：年寿穴。

大肉削脱，脉芤虚短涩。此为燥金邪气伏于厥阴血分，兼及冲任之症。

皮毛枯，津液槁，咳呛、咯血，天府穴痛，胸痛如夹，是谓燥金邪气伏于手太阴肺络，将发肺痿之症。

少腹两旁，夹脐而痛，甚者不能直身，如伸直则脾之大络拘急，而痛更甚，粪若羊屎。此为燥金邪气伏于阳明，传入足太阴脾络之症。

伏 寒

其人面色淡黑而黄，有青白气，隐隐现于年寿、山根、额上、两颧、卧蚕等处，爪甲色淡不甚红。舌苔薄白而润，舌质淡，脉沉迟弦细而弱，痛者兼紧，痛甚则如新张弓弦，或兼结。食不甚消化，行动言语皆迟缓，神气消索[①]，小便清长。此为伏寒常见之形症。

胃中热力不足，转为胃寒，饮食不消，胸闷脘胀，吐水，甚则腰以下如坐冷水中，喜热恶寒。此为寒邪伏于足阳明之症。

肠澼白痢，五更冷泻，少腹痛有定处，绵绵不已，非热熨不能解。此为寒邪伏于手阳明、手太阳经之症。

少腹痛甚，奔豚上冲，为伏梁，为寒疝，为足筋拘挛，膝冷胫酸，感寒即发。此为寒邪伏于足厥阴经之症。

咳喘吐沫，感寒即发，此寒邪伏于手太阴肺之症。

女子天癸后期，短缩而少，少腹胯纹际酸痛，子宫虚寒，血凝经闭，则为症结血膨。此为寒邪伏于冲任二脉之症。

伏 风

其人面色如常，但鼻上山根、年寿微现青气隐隐，卧蚕、颧际亦微青白，爪甲青白，白睛带青，舌苔浮而易去，舌质如雪青纺绸之兼青者，色暗不鲜。其脉弦缓，往来滑利，如波涛之涌，按之则芤，浮取则虚。神志荡然，胸中嘈杂善饥，或有微恶风之状。此伏风常见之形症。

风伏足阳明太阴脾胃，土受木克，风气疏土，运化转速，时欲嘈饥，食已欲泻，此即《内经》：春伤于风，夏为飧泄之症。风入阳明之里，腹痛喜按，飧泄不已，在小儿则成疳疾，在大人则成消食、风消、骨瘦。风伏脾络，大人夹

---

① 消索：消散、消失。

脐而痛，小儿脐风撮口；风伏肝络，鼓荡痰饮，喘咳、吐白沫痰涎，实者酿为肺痈；风伏肝络，发痫厥瘈疭，眩晕抽搐，目睛斜视；风伏于阳明，内膝痒而虚肿，甚则自头面起，遍身皆肿。风入膝眼犊鼻穴，发为鹤膝风，膝肿屈伸不利；风入环跳穴，发为附骨痛风，失治成附骨疽；风入卫阳，头生白屑，面皮干燥，渐及遍身，阴液不足者，发肾脏风；风入阳明颊车穴，酸痛，足不能张，为骨嘈风；风入阳明肌肉，厥少阴筋骨，肌肉麻木，筋骨酸，为风痹，化热则为白虎痛风。

伏　湿

其人面色黄白，惟天庭、两太阳微暗，鼻有油垢，皮肤润泽。舌质淡，边加锯齿，苔无正色，黄白灰杂相混。其脉缓弱，沉取滑利，喜食香脆，恶饮，体重身困。此伏湿常见之形症。

寒热如疟，又似肺痨，午后热甚，绵绵不已。或微咳，或不咳，口淡舌白滑，苔白，胸闷饮入辄胀，食不消，腹胀，或自利溏泄。小便不爽，脉右关寸缓。此为湿邪伏两太阴之症。

胃肠困乏，泄痢后重，腹痛时作时止，面浮右关寸缓。痢痛甚者，脉兼结，在小儿发为疳疾，头毛槁，腹大，化热则嘈饥，时时欲食。食亦不多不消，食已而泻。此为湿邪伏两阳明足太阴之症。

胁下痛有止息善怒，女子经前腹痛，月事不爽，色淡黄。男子疝瘕。脉左关寸右尺缓大兼数，舌苔黄灰而腻。此湿邪兼热，伏于二厥阴经之症。

眼白睛黄，舌黄灰而腻，脉右关寸缓大而数。此湿邪兼热，伏于太阴足阳明之症。

小便混浊，小腹胀，腰以下如坐水中，面色黄而暗，如油垢状，脉两尺缓大。此湿邪伏于足少阴肾经之症。

此症挟热者，发为阳黄；挟寒者，变为阴黄。总之，阳气虚，阴液足者，易化为寒湿；阴液虚，阳气旺者，易变为热湿。阴阳平等者，湿热本气始终不变，亦有因药而变者，不可不知。

伏　暑

其症恶寒、身热、气虚，入暮热甚，口或渴，或不渴。面色额上黑暗，紫气隐于皮肤之内。头眩体酸，自汗，得汗，热亦不退。其脉两关寸虚大而芤，两尺长大洪数，尺肤热甚，舌苔白，舌色红紫。此伏暑常见之形症。

入暮热甚，似疟非疟，舌红润，口不渴。天明得汗热退，入暮又热。是暑邪深入少阳厥阴血分之症。

日晡咳甚肌热，左寸芤虚，喉中干，甚则气喘，肺津告匮。则天府穴痛，咳引胸腹痛，毛槁发焦，病名肺痿。脉左关弦数，呕吐酸水，胁痛或渴，或不渴。此暑伏于足厥阴肝经之症。

舌苔薄白而滑，脉缓身重，或脉弦而大，无汗，或但头汗出者，此为暑兼湿气伏于两太阴及阳明之症。

吞酸、心悸、胁痛，化热，脉数大者，此为暑气兼湿气，伏于足厥阴及阳明之症。吞酸日久胁痛，变生停饮，胁下漉漉有声，脉弦舌滑。此为暑兼湿气伏于足厥阴太阴大络之症。

暑邪伏久，深入足厥少二阴与足阳明经者，失治日久，阴液伤耗，大肉削脱，皮毛枯槁，脉弦涩而紧劲，或细若虾游，发为战栗抽搐，角弓反张。此病候在西医谓之脑病症状，在我国则谓之痉症。

伏 热

其症恶寒、头眩、身热，形类伤寒，但身里之热甚于表。察其胸腹、手足心、腋下、胯内，较背项诸阳部更热，不似伤寒表热为甚。日晡[①]热甚，日轻夜重，不若伤寒日夜绵绵，热无退时，无轻重之别。有汗而热不退，或汗出热退，旋即复热，不似伤寒表热，可一汗而解。口或渴，或不渴，渴者在气分，轻易治；不渴者在血分，热深病不易解。唇燥，虽不渴而唇必干燥，如豆腐皮米汤锅焦状。面虽黄暗，睛明二穴、鼻孔及法令额上，必有紫赤之色，隐于皮肤之里。周身骨节酸，腰痛，此为热灼肝肾之状况。胸闷，肺管中津液与胃脘中胃汁，为热所燥，津液少，则胃肺之气不滑利，故闷。自汗乃津液被热逼走于皮肤，虽有汗，手足心必不达到。舌苔或白、或黄、或紫绛，以此可别其在气在血。头眩乃热上冲顶巅。脉浮沉皆数或洪大，因气血受热与奋使然。此皆伏热常见之形症。

① 日晡：天将暮时。

热势转轻之诊察

热度表试之无定，或递减，服清解方，不渴转渴，为由血分出于气分，汗出至脚，津液流通，表里之气畅达。可望热渐次减轻，神气清明，脉浮虚而渐缓，大解行而热递减。

热势转重之诊察

热度表试之高热，而有一定之热型，甚或以次增加，虽不渴而津液大亏，齿如枯骨，唇舌皆燥，无汗表实。热冲于脑，则头重或大痛，或昏迷，大汗而热不退，亦时常昏谵。脉象洪实，或汗多心无力而热仍炽。大便不通，或虽通而谵语，为热结旁流。此症误用升提[①]，每引邪冲脑，转为昏不知人。或神昏之病症，误用辛温，必至热邪循经，伤耗胃液，转为热结，甚至昏谵。热病以养津为主，误用利水或辛温化痰，则津被热逼，壅于胃脘上口，必口生涎沫，状若水饮，而稠粘难于咯出。

热症之检舌

热症，舌质紫，苔或黄，自是胃热正象，易治。兼有红孔腻滑者，非湿秽，即痰热，舌燥黄燥，胃实易治。黑燥病已入深，往往寒热混淆，难治。由润转燥，每每神糊脱津，或引动肝风而难治。舌润，在初病，为热未伤津，热重者，乃邪入血分，逼津液而上泛也。白腐而厚，在热症并非寒象，乃胃中秽浊，热逼胃中浊气上蒸，故厚如腐渣堆铺状。湿痰、寒痰、油腻之症，苔虽厚而腻贴唇上，不服苦温宣化药宣透，苔终不化。舌中心裂，有直裂一条者，是气分不足也。有横裂二三条者，有直横俱有裂纹者，皆阴津伤也。有裂如冰片纹者，肾水血液皆伤耗也。直块如挖去者，胃中阴液太亏也。有无苔赤舌，而中心如挖去一片皮者，胃汁大亏，损及胃膜也。其舌尖如挖去一片皮，及舌边破裂者，病轻。

① 升提：升提法。运用具有生发清气作用的中药，来治疗气机的下陷。

热症之察胸

热症胸闷者多属湿痰，其邪实者，如结胸然，按之必痛。此种病症，谓之拒按。拒按者，阳明热结，以正气尚能捍邪，其病轻。看似下症失下，乃竟不拒按，是不拒按反为重病。何者？其人初见下症，尚知拒按，延误多日不下，正阴已伤，正不能捍邪，邪热安结于内，如贼之窃踞城池然，城中人反若无贼，邪盛正亏，故病重。

察热病之神机

热病始终神清者易治，其神气昏迷者皆危症。昏迷原有二因：其一为邪陷心胞，舌色紫绛，脉象数而无力，但神气昏沉，而不谵语者恒多。此候于小儿之患时感病者最为常见。其一为阳明燥实，乃热邪盘结于胃之中脘，当下失下，每易谵语烦躁狂迷。胃肠热甚，耗尽肾阴，阴液无以涵濡，肝风陡动，直视摇头，督脉强劲，角弓反张，危症毕现，并有咬齿不休，而目瞪者。是症也急下多苏。若夫昏迷静卧，自言自语，唧唧哝哝，声音不高而呃逆，是内传手少阴厥阴之心与胞络，危在旦夕之症。

察热症之二便

二便俱闭，乃热症所恒有，最易察实，可免置议。其有手足厥冷而小便混赤而热者，此乃热深厥深，不得以寒症论。至自利稀水，非泻也，乃热伤肠胃之津液，胃肠中脂膏不甚滑利，热邪逼稀汁而外出，其宿粪之坚结尤甚。是症也，谓之热结旁流。

热病中有下利纯清水者，有下利如铜青水者，又有清水如蛋白而下者，此皆热邪暴注迸迫之象，急下之症也。其服清解方而泄溏粪，或酱色，或金黄色，或金红色者，絜之列上各症，犹属轻症。

察热症之斑疹

阳明伏热，传入血分，周身血脉皆热，气旺者发红疹，气弱者邪深，发红紫疹。高起而碍手者，肺气旺也。斑不高起气虚者，邪陷不能外达，反有中凹或欲破烂者，皆危候也。

察热症之浮肿

热症每见浮肿，俗或谓寒凉太过，或谓汤水过多，皆误也。试列各症如下：有疹后发肿者，有斑后发肿者，有疮后发肿者，有疟后、痢者后发肿者，其肿与湿肿无异。但皮色不黄而红，皮上抚摸之，觉毛孔如有刺，病人觉刺痛，稍重则不觉刺痛，有衣角衣边轻扫之而觉痛者。误作湿肿治之，必坏，疑为肾虚水泛，用肾气丸亦误。

谨按：我国六气病最多，故自秦汉以下，医家著述概本气化。西医晚出，每重实据，以显微镜查察病菌，故其言病偏重形质。究之人身为病，有经气、腑气、脏气之分，则六气为病，历代医家多所阐发，乃我国最纯粹以精之学。此中奥妙，非器具所能测量，而按法施治，药到病瘳，精于此道者自能领之，非粗心人所能领会也。是篇诊察病状，仍以六气为定衡，《伏邪新书》先得我心，故多采用，而每参以己意。

又按：伏气诸说，清医如张路玉、章虚谷、邵步青、王士雄、雷少逸等，俱多所阐发。张寿颐非之，以为温热皆属乍感，非伤寒久伏之变病，引《素问·热病论》云：先夏至日为病温，后夏至日为病暑，以明感邪发病之时，既在夏至之先，或在夏至之后，即不可以冬伤于寒之例一律论治。其不曰温病而曰病温者，以病在温热之时也；其不曰暑病而曰病暑者，以病在暑热之时也。古人立说，何等清楚！自叔和创伤寒序例，泥煞古人"冬伤于寒，春必病温"一说，遂以热病论之病温、病暑改作"至春变为温病，至夏变为热病"，妄加一"至"字、"变"字，而病情乃与古人大相背谬[1]。至有清一代，凡言温热者，无不以伏气二字说得怪不可识，直不许天下有一新受时邪之温热病，是皆借托伤寒例一篇之余孽也。不思四时皆有外感之病，随感随发，事理之常，其间有伏邪晚发者，乃十百中之一二，何能忘其常而侈谈[2]其变？过求其深，无不永坠五里雾[3]中者。寿颐此说，见地亦自光明[4]，第考之《内经》明云：冬伤于寒，春必病温；春伤于风，夏生飧泄；夏伤于暑，秋必痎虐；秋伤于湿，冬生咳

① 背谬：悖谬、荒谬。

② 侈谈：不切实际地谈论。

③ 五里雾：比喻模糊恍惚、不明真相的境界。

④ 光明：光大、显扬。

嗽。则伏气诸说，有清一代诸名医未尝非根据《内经》而来，亦不得指为谬误。璜少时习医，对于《内经》此论不无疑义，以为温病不必由于伏寒，即飧泄、痎虐、咳嗽，亦四时皆有，不必尽由伏气。然以温病在气在营及新邪引动伏邪等说推之，确有此等病象。新感与伏气等说，似应两存，而未可厚非①。分别病状，审症用药，庶乎得之。《伏邪新书》谓六气皆有伏气，虽与经旨不尽符合，然亦足为考证之一助也。

---

① 未可厚非：无可厚非。

第三章　通常症

凡头痛、恶寒、发热、时感病，多有此候。疮疡毒甚者，亦每有此候。余如疟疾之应时而作，下痢之红白相杂，偏头痛之必兼呕吐，风痹症之必兼尿酸，及肢节肿痛，乃常有之候，此名为通常症。

舌苔干黄，烦躁不宁，或口渴饮冷，或干呕不止，或张目谵语，或二便不通，或胸满气粗，或妄言妄见，或筋挛拘急，或手扬足掷，或大汗淋漓，皆热症恒有之候，亦名之为通常症。

第四章 特异症

凡病情相同而有特异之点，即名之为特异症。如疟疾之应时而作，为少阳症，因其咳嗽频仍，寒热或早或宴，或日或夜，错杂无定，便不得以少阳症论。又如手足厥冷，已近伏寒之状，然因小便黄赤而有热，便以热深厥深论。昏沉不省，脉细如丝，气粗肢冷，状类寒症，然因其口气蒸臭，舌根红活，或舌黑起刺，便谓之邪热入里。头痛如劈，目痛如裂，在热症恒有之。然审其唇青舌淡，爪甲青黑，脉搏无神，或浮空无力，或坚劲如石，气喘面浮，乃阳竭于上之候，用清凉或滋阴则死。

久病虚极之人，忽见印堂光明如镜，或唇赤如朱，或鼻涕如注，或眼胞下陷，或口张气出，或白眼转青，或目常直视，或眼常见五彩光华，或面如枯骨，或面黑如煤，或面色忽鲜艳如平人，便是阳极于上、旦夕死亡之征。急宜以回阳镇纳为主，缓则不治。

二便下血，多属热症。而久病真阳不足者患此，便是下焦无火，不能统血之象乃下脱症也。

精常自出，见色则发，阴虚火动者多有之。而真阳不足者，偶以衣服或手脚触其阳具，则周身振动而自泄。此即《内经》阴寒精自出之象。

大汗如雨，骤然而出，片刻即止，是邪从汗解之兆。若夫久病身弱，气息奄奄，汗出而身遽冷，便是亡阳之候。

外感身热，多属热邪，因而大吐身热。审其无亡阳之表症可征者，便是脾胃真阳浮阳越之象，大忌凉解。大泄身热，无他阳症可凭者，亦不得以热病论，乃阳越也。

两脚火烧，除流火红肿一症外，若久病或素禀不足，每于夜间或午后见此病状。审其困倦神气奄奄者，当以元阳下陷论。其有两手肿者，每于夜间午后烧热难忍者，仍属阴盛逼阳，不可用滋阴退热，致滋他变。

小便频数，主肝肾或膀胱有热。然有日溺数十次，清白而多者，即以肾元衰败论。

小腹一痛，立即泄泻，在热病或肝胃不和，亦多有之。若无他热症可凭，痛泄日十数次，均溏粪，清白粪。乃下焦阴寒，元气衰颓之象也。

久病体弱，身外冷而觉内热难当，欲得清凉方快，甚有裸体引扇。察其舌清滑，而人无神，二便自利。此是阴气发潮，急宜大剂回阳，阳回则阴潮自灭。久病之人，忽见身大热而内冷亦甚，叠褥数重。此是阳隔于内，宜用回阳法以招纳之。

第五章 既往症

医者看病，必先调查初起时之情状如何、变态如何、继续性如何。凡属经过情形，概谓之既往症。例如身冷如冰，形如死人，见者莫不谓寒症，然询其初热有口渴饮冷、二便不利、烦躁谵语之经过病情，可知其冰冷乃热邪内伏、阳气不能透达之故。则既往症之关于诊察者，实占重要之部分。

既往症可括下之三件：

一、就既往症之经历，可诊察之，以断病者之病名。

二、就既往症之情状，可依据之，以定病者之寒热虚实。

三、就既往症之调查，可检定之，以断其病进与其退出。

既往症之应检查条目如下：

（一）人之资禀[①]

赋性厚者，其神体比较健康，则所感受者，多属有余之病。然因其健康，对于外邪亦较有抵抗（西医谓之白血轮强固），其病气亦每易于退出。若禀赋薄弱，不惟风寒容易感触，且易生肺痨、心悸、四肢无力、气血虚羸等病。

（二）人之年龄

一定之疾病，每生于一定之年龄。如脐风、撮口、赤游、丹鹅口，常发生于初生之婴儿。吐泻惊风、麻疹痘疹、疫咳喉痧等，常发生于数岁之小儿。若成人易染之病，如花柳、黄疸、肺炎、肝风、痛痹、痔漏、遗精及酒精中毒是。老人易患之病，如风秘、痰咳、中风、喘急、动脉变硬、夜多小便、不耐风寒是。

（三）人之男女

男子气盛于血，故所患多肝气肺肿、气冲妄梦及职业性疾患等病。女子血盛于气，故所患多月经异常、血崩、产褥[②]等病。

---

① 资禀：天资禀赋。

② 产褥：产褥热。

（四）人之遗传

遗传性则精血之关系，大约梅毒性、肺痨病、精神病、糖尿病、胃痛病、痛风病、中风病、癫疯病，皆能遗传，甚且与其父母年龄之感受亦先后一致。

（五）人之境遇

藜藿[①]之人与富贵之人，或劳碌，或娇养，虽感症略同，而检查病原与体质，不无差异，并同时须检查其有无喜用吗啡之习惯，或酒色过度之诱因。

（六）人之职业

职业为人身需要，不但操劳过度，有害身体之健康，即工业亦往往生病。如首饰工、石工、木工、灰窑工、铁工、大制造厂职工，最易患肺气管病及咳血病。书工、排字人，易起铅中毒。喜饮酒人，易患肿胃溃疡、肝脏变硬及神经病。多食猪肉，易起痰饮病。多食烟草，易枯肺升痰。多食鸦片，易血弱便燥。皆当查其从前职业，乃发生病之情形，以资考证。

（七）病之续发

病情之无续发性者，如天然痘、肠窒扶斯、猩红热是也。一人只病一次，是之谓免疫性。其有续发性者，如喉痧、咳血，每愈而复作。其因续发性而变生他症者，如患喉痧者，多起心肾病及麻痹症。患风湿痛者，多小便浊臭或转鹤膝风[②]。患疟疾连缠不已者，多发硬脾症，或咳嗽血弱而成肺痨。又有反复发作之既往症，如胆淋病之疝痛，胃溃疡之吐血，肺心脏之咯血，肺痨病之项结核、骨结核、线结核、关节结核，悉由初步之病缠绵不愈而来。故医者，最宜追寻其既往症，方能有切实之鉴别。

（八）调查既往症及现在之病状情形

既往症缠绵日久，每不无实中有虚、虚中有实之状态，医当一一区别而鉴定之。先问其体力状况，能否行走，能行若干步。就褥与否，何日始不起床？病人自觉异常衰弱者，则为肺痨、肾水肿、白血病、重笃之消渴症。病人

---

① 藜藿：本义指一般百姓所吃的野菜，后借指老百姓。

② 鹤膝风：本病是一种慢性消耗性疾病，统属于中医痹病的范畴。以膝关节肿大疼痛，而股胫的肌肉消瘦为特征，形如鹤膝，故名鹤膝风。

自觉衰弱不堪，则为热病、贫血病、黄疸病、神经衰弱病、慢性胃肠病。次问羸瘦与否，此状态在热病则有邪热消烁肌肉者，在虚寒症则肌肉异常消耗。三问面貌若何，如肺痨病每皖白而无血色，戴阳症每娇红而色泽浮嫩。四问饮食，在时感热病，或胃痛及消化不良者，食欲必大损。在消化渴病、虚风病，食欲必逾量。热病及杂病恢复期，食欲必渐次如常。五问口渴与否，凡阳明热及热疟大炽，热痢重笃时，口渴必甚。消渴亦然，血分热则但干而不渴。六问睡眠，凡热症冲脑心胃痛，心神烦扰，及操劳过度、阳浮于上者，多不易安眠。在萎黄病、食亦症、神经衰弱者，每精神困倦而嗜卧。七问回归热，有无恶寒发热之感觉，与初热时状况有无类似，或有其他之原因。八问胸膈有无胀闷，以别其或结胸或湿秽，或水停心下，或邪热侵入阳位之胸膈。九问发汗若何，咳嗽盗汗为肺痨，时感发汗为热解，胃热汗出为实症，嗽汗蒸热为风痨，战栗汗出为病退。十问二便，二便清利为顺症，秘结为实症，大便溏泄为虚症，仅大便秘者有风秘及神经症便燥停滞之别。

第六章　现在症

现在症者，无庸精细检查，但有自觉及他觉二种。

病人自觉者，如头痛、身痛、恶寒、胸闷、口渴等，医者须一一询察。

他觉者，但凭目力，已能一一视察，大别可分为下之数种。

一、神识。察其神机，或沉睡，或昏谵，或妄闻见。在西医以为扰及神经，而在我国有阳明症及热入心胞之两症。

二、体力。临床审病时，须察其体力是否疲倦，起卧是否消耗。在卧床不起者，须审其有无虚羸，或有无肢节抽痛与瘫痪之原因。

三、体位。无病时动作如常，有病时体位则反是。例如胁膜间之偏睡为肺痨重病，喘症之咳逆倚息不得卧，须持久坐位，与夫热病昏谵之手扬足掷、辗转反侧，均足为体位变常之特征。

四、容貌。易罹肺病者之容貌，颈细长而瘦削，胸廓狭隘，面色苍白。卒中性之容貌，颈粗短而肥厚，胸廓若樽，面色绯赤，全身脂肪过多。

五、骨格。或坚硬，或强直，或弛缓，当视其筋肉突起部之状态与胸筋等显著之消瘦。

第七章　诊络脉大法

人身经脉十有二，络脉亦十有二，而络脉之外，复有任脉之络曰尾翳，督脉之络曰长强，脾之大络曰大包，共为十五络。经脉有阴阳，而在里者为动脉；络有阴阳，而在外者为静脉。动脉、静脉是谓经隧，血从经隧而行，而经脉而络脉；由里出表也；血从肌表而返，而络脉而经脉，由外入内也。自里出表，是从动脉出；自外入内，是从静脉入。其介于动脉、静脉之间者，孙络也。孙络，西人谓微细血管，日本谓之毛细管。我国分脉类为二：曰经脉，曰络脉，曰孙络。外人分血管为三：曰动脉管，曰静脉管。其实一体也，特因名义不同。故学西医者，遂不免有入主出奴之见，而不知错误殊甚也。是故咯血，黑者由静脉出，其清红者由动脉出。胸痛彻背，背痛彻胸，何以故？曰痛久必入络，且肝肺之络皆系于背，其彻背彻胸者，正以此故。任脉起胞中，上至脐下三寸为关元穴，男子藏精，女子蓄血，为元阴元阳交关之处，乃后天血脉之总司。督脉起胞中，上至背椎为命门穴，乃肾系贯脊之处，化气化精，为人生命之原，以总督周身脏腑。故任督有病，则不能生育，是以无子者，不宜专责之妇人。尝有广置姬妾而仍无子者，可悟其理。

锡璜按：十二经络之说，证以西洋解剖学，名义悬殊，甚难同条共贯[①]。然以针灸学论之，依经穴治病，神效不可思议。此可见古圣人身体学之精，非末流所能领会，亦非解剖学拘泥于局部形质者，所可同日语也。今以杨百城[②]先生经脉之学说证之，沟通中西，已先得我心之所同然矣。百城云：中国所谓经脉者，深究之，则经脉有经脉之总司。阳经之脉，以督脉为总司，是动物性神经系也。阴经之脉，以任脉为总司，是植物性神经系也。此二脉皆上于头面，总司诸经脉，于是动物性神经系与植物性神经系交感而起作用，此即西人脑气筋之说也。中国医学未有脑气筋之说，而凡经脉入脑、络脑之于脑有密切关系者，固已举西人所谓脑气筋者包括其中。

观于太阳一经，网络周身，无所不到，一感于病，即头痛，脑后、巅顶、目

---

① 共贯：贯通。

② 杨百城：名师程，江苏常熟人，撰有《灵素生理新论》、《拥书庐医案》数卷。

珠略甚而发热，是太阳经即脑气筋主表之经线也。证以《经》说：督脉由脊贯脑，而太阳经则行身之背，交巅络脑，故其为病则头痛，由脑后及顶巅，是可以经说证者一；督脉与太阳起于目内眦，其少腹直上者上系于两目之下，故其为病则头痛目珠痛，是可以经说证者二。据此，则西人所谓脑气筋病者，即我国之经脉病也。盖我国所谓经脉，不但以血管、液管言，凡脉气所游行之经过皆属之，乃广义，非狭义也。若夫由表及里，则阳明经也。阳明行身之前，其脉循眼系入络脑，故其为病，则额颅胀痛、目痛而烦渴，是阳明经即脑气筋主里之经线也。至于半表半里者，则少阳经也。少阳行身之侧，其脉与筋交巅上，巅上即脑盖也，一曰脑顶。故其为病，则两额角及眉棱骨痛，或寒热往来，是少阳经即脑气筋，主半表半里之经线也。况《经》云肌肉之精，为约束里撷筋骨血气之精，而与脉并相为系，上属于脑而营于目，是属于脑者，故不仅仅如上所述也。

《经》云上气不足，则脑为之不满，耳为之苦鸣，头为之苦倾，目为之眩。此即脑与手太阴肺经之关系也，在西人，即属之神经衰弱之类。又云上气不足则善忘，此则脑与手少阴心经之关系也，在西人，则属之神经痿钝之类。盖脑居于巅，有系焉以提挈心肺，而心肺之作用始神。《经》所谓上者，指心与肺也。病之属肺者，则求之肺与肾二经，金水相生也，是即治神经衰弱之法。病之属心者，则求之心与脾二经，火土相生也，是则治神经痿钝之法。虽古医籍不言脑气筋，而循经求之，已可默喻[①]，况大法已数见于头目诸条。如所谓风气循风府而上，则为脑风，又谓真头痛，头痛甚，脑尽痛，手足寒至节，死不治；又谓有所犯大寒，内至骨髓，髓以脑为主，脑逆故令头痛，齿亦痛；又谓其受病之深，则随目系亦入于脑，则脑转，脑转则引目系急，而目眩以转。凡此诸条，其阐明脑衣系及脑质病也甚详。则西人脑气筋之学说，在我国三千年前，殆阐发无遗蕴矣。而仲景更撰述方论，其论六经也，始于太阳，太阳经则交巅而络脑，终于厥阴；厥阴经则上与督脉交会于巅，而开窍于目。以此二经为伤寒全书始终，而无不与脑有密切关系，则所列一百一十三方，其中固不乏治脑气筋之法焉。若阳明中之治谵妄症，治悍气冲脑症，与夫金匮之治痉病，治断齿症，概用大承气汤，泻胃即以泻脑，尤大彰明较著者也。愿医家勤求古训，勿徒拘于脑部，曰此即安脑宁睡也，此即镇静神经剂，此即刺激神经剂也。治其末不治其本，所谓神经药，只暂时收效而止，孰若分经施治，就其病之属某经者用某经之药，以达于脑，不言脑而脑无不治，其斯为治之上者乎？

① 默喻：暗中知晓。

第八章　诊皮大法

凡发热身寒，四肢厥逆，手足自温，皆在诊皮中得之。《内经》缓、急、大、小、滑、涩谓之六变，医学家皆编入二十七脉诊动脉中，不知此皆诊络之名词也。今以《经》训正之。

缓，即肢肉解缓之谓。《寿夭刚柔篇》云：形充而皮肤缓者则寿。《卫气失常篇》云：人之高者，多气而皮肤缓。《藏府病形篇》云：脉缓者，尺之皮肤亦缓。《岁露篇》云：人气血虚，其卫气形肉减，皮肤缓。

急，一作紧，一作疾，指皮肤收缩紧急而言。《岁露篇》云：寒则皮肤急。《缪刺篇》云：秋者，天气始收，腠理闭塞，皮肤引急。又云肝叶焦则皮毛肤肉，虚弱薄急者，则生痿躄。滑不独诊动脉，仲景云：脉浮滑，此表有热、里有寒。又曰脉滑而厥者，里有热也。曰热曰厥，皆合皮肤而诊断之名词，今证以《内经》而大旨益明。《论疾诊尺》云：尺肤滑，其淖泽者，风也。《邪气藏府篇》云：脉滑者，尺之皮肤亦滑。《四时刺逆篇》云：滑则病皮风疝。凡此均以络脉皮肤皆滑而言，则诊动脉者，又须更诊皮肤，较为确切。

涩者，肌肉甲错，与滑相反，乃诊皮之名词也。旧诀所谓如轻刀刮竹者，尚未圆到，今以《内经》正之。《论疾诊尺篇》云：肤涩者，尺肤粗如枯鱼之鳞，即《冲气失常篇》所云冲气虚而皮肤枯，《五藏生成篇》所云皮枯毛折者是也。《邪气藏府篇》云：脉涩者，尺之皮肤亦涩，可知涩乃诊皮之大法。宗濬云：血气盛则皮肤光滑，血气虚则皮肤枯涩。滑与涩归重于诊皮，可知《脉经》之专指动脉言者，独属一偏之论。

诊皮法不徒见于《内经》，即仲景书，亦详载之。《太阳篇》云：病人身大热，反欲得衣者，热在皮肤、寒在骨髓也。身大寒，反不欲得衣者，寒在皮肤、热在骨髓也。《阳明篇》云：其身如虫行皮中者，此以久虚故也。《太阳下篇》：面色青黄，肤瞤动者，难治。《金匮》血痹虚劳证云：内有干血，肌肉甲错。中风历节证云：邪在于络，肌肤不仁。水气证云：渴而不恶寒者，此为皮水。皮水为病，四肢肿，水气在皮肤中，四肢聂聂[①]动者，疮疡肠痈浸淫证云：

① 聂聂：轻虚平和貌。

肠痈之为病，其身甲错[①]皮急，按之濡。总阅以上各条，可知皮诊亦可察脏腑之寒热虚实及邪气。

若夫心下有留饮，其人背寒如掌大，则以皮诊而断其为饮邪也。《呕利篇》云：五脏六腑气绝于外者，手足寒。《少阴篇》云：少阴病，手足厥冷，烦躁欲死，吴茱萸汤主之。此以皮诊而断其为寒邪也。《太阳上篇》云：若发汗已，身灼热者，名曰风温。此以皮诊而断其为热邪也。至《少阴篇》《厥阴篇》，则又以诊皮而断其病之进退及死生。《少阴篇》云：少阴病，手足不厥冷，反发热者，不死。少阴病，恶寒，身蜷而利，手足逆冷者，不治。少阴病，恶寒四逆，身蜷，脉不至，不烦而燥者死。少阴病，吐利烦躁，四逆者死。《厥阴篇》云：伤寒厥四日，热反三日，复厥五日，其病为进。伤寒厥七日，下利者为难治。伤寒先厥后热，下利必自止。伤寒发热，下利至甚，厥不止者死。伤寒六七日，脉微，手足厥冷，烦躁，灸厥阴，厥不还者死。下利后脉绝，手足厥冷，晬时脉还，手足温者生，脉不还者死。可见以寒热虚实推之于诊皮，而病机之进退死生于以立判，诊皮法不綦重矣乎？

皮肤苍白色

患贫血症及内部屡出血者，其皮色必异常苍白。身体发热后，精神必兴奋，若易罹卒中之人，其色相必赤。患黄疸，胆道闭塞，其皮色必黄或褐色。在身体血液猝然亡失者，若外伤、动脉出血等，成皮肤急性之苍白色。十二指肠虫病、痔出血、肠风下血久不止、妇人生殖器出血，每致皮肤慢性之苍白色。在于全身衰惫者，或营养不良，或肺结核，或慢性胃肠疾患，或痁疾久痢，或热病久不愈，或肾元衰惫而致成慢性水肿（西名肾脏炎），皆能致皮肤苍白色而兼微黄。

皮肤异常潮红

由孙络之充血而来（孙络，西名毛细管），有局部潮红及全身潮红二种。局部潮红，往往发生于颜面，有生理及疾病各原因。由于生理者，如偶有羞耻之事，被人发觉，或吃酒，或愤怒，或奋力行走，则其颜面必见潮红而不久。若夫偏头痛之侧面潮红，真阳上浮之颜色娇嫩，肺痨病之红颊，温热病初起

① 甲错：表皮干枯皱缩或粗糙不平。

之颜色红腻，疮毒之红痛而焮热，皆由于疾患而局部潮红者。

全身性之潮红。患麻疹猩红热者，其全身皮部往往发生潮红，兼有高热之疾患。或四时杂感，初发热时，每每皮部并无发疹而周身红晕。小儿赤游丹毒，恒由局部潮红而蔓延全身。肥满性脂肪过多者，全身亦多起潮红。皮肤红色之由于多血者不常有，而恒为毛细管充血之所表示。在高热病人，或温浴后往往见之，又或因中毒而色红者，则以鱼蟹中毒为尤著。

皮肤青红色或紫蓝色

皮肤青红色或紫蓝色，有轻重二种。轻者，仅限于皮肤最嫩软，或血管最多处。重者，浑身青赤色，而颊车、口唇、耳鼻、指趾终节，尤易明显。是病也，每于痉挛重症或呼吸困难见之。其原因有二：一、血液与肺内空气之瓦斯交换减少；二、毛细管内血行迟慢。以是知凡紫蓝皮色，必起于呼吸障碍或血行障碍之际。盖皮肤既见青蓝，则呼吸、血行两障碍多兼有之。

因呼吸器病使皮肤起紫蓝色者，必为肺脏内妨碍空气流入，或则使呼吸器狭小之病，例如声门浮肿、肺水肿、肺脓疡，至呼吸器受其压迫者，皆足以致之。

因循环器病致皮肤变为紫蓝色者，则静脉血还流于右心室时，受有障碍，静脉系统因而郁血，遂足以致之。若夫恶寒时，皮肤小血管内之血行迟缓，亦多见紫蓝色。第此病候，营养佳良之人常较贫血者为多。

局部之血行障碍，仅足使局部变为紫蓝色。盖因较大之静脉管闭塞，或著明狭窄，致皮肤郁血，而见紫蓝色之故。

皮肤黄色与黄疸之别

食橘过多者，其手足皮肤即作橙黄色，多食番檨子亦然。但此种黄色多轻淡，不见与粘膜，而尿色亦不变，自不得误认之黄疸病。

黄疸原因，多以胆汁不能流入十二指肠，停积于小胆管，且肠粘膜肿胀，闭塞输胆管总口，使胆汁难于流出。或完全封闭，胆汁入肠甚少。或竟不能入肠，粪即变为灰白污色，盖乏于胆色素，又富于脂肪故也。又输胆管内生有胆石，或胆管内之寄生虫，及压迫胆管之肿疡，亦足闭塞胆管而发相同之障碍。又肝内许多小胆管，受压迫时，亦足以发生黄疸。

皮　疹

皮肤发生之疹，有数种颇关重要。如麻疹之疹，面及身体发红多成片。猩红热，外国列入传染门，以其皮肤红似猩血，故谓之猩红热。在我国，则列在麻疹重症门中。猩红热疹，始为细点，后乃融合。在湿热病发疹，发于秋者，我国又名秋暑，西谓之发疹窒扶斯，又名小肠坏。其疹色赤形圆，斑点细小，发于躯干，在皮肤表面稍隆起，红晕绕其周围，以指压之则褪色，去其指压则渐时作苍白色，旋则复红，西法谓之蔷薇疹。此蔷薇疹在肠窒扶斯（即湿热症）第二周，初发于胸部及背部间，或发于两肢，颜面甚少。在于发疹窒扶斯，则病期第二日至第四日，往往汛[①]发之，并发于颜面，且有发于出血点之倾向。热霍乱将愈后之发疹，红点较大，神清者无碍，神气模糊者多死。痘疹初见点，根脚红晕，摸之颇觉碍手，然不久其点之尖处有微白似入水之状。肺热、疟疾、脑脊髓膜炎之疹，丛簇成小水泡，发于唇鼻，形似水痘而非水痘。此症我国无何等名义，西名之为匐行疹。微毒第二期亦能发疹，状类蔷薇疹。然有如斑者，有若蕾疹者，有似脓泡者，多发于体之两侧，惟躯干最多，颜面及手足之背面恒又缺如，而发于手掌及足侧者亦不少。

异常之发汗

皮肤异常发汗，温热、暑疟恒见之。盗汗类疟者，兼咳嗽者，谓肺痨。冷汗者，谓疝痛。分利性之发汗，则在肺病退热时期。

皮肤之湿度

正常之皮，从汗腺分泌者，必有一定之湿润。微论寒暑，其皮肤均有湿度，特多少之差耳。有病则其湿度必变，一减量，一增量。湿度减少者，其皮肤必干燥，斯时体中之水分概被消化器吸收，如霍乱、吐泻、转筋及消渴症。尿量过多而发热，与夫高度热候之疾病，其皮肤之湿度大概减少。湿度增加之病，乃由汗孔泄多量之汗液，如温热病、热疟、伤寒阳明症，其热将退时及热发作时，大率多汗。肺痨之消耗性热候、温热症回归热之解邪外出，与夫

---

① 汛：疑"迅"的讹字。

死战期之厥脱，其皮肤湿度靡不增加。腹中剧痛，其皮每汗出，喘促甚者亦然。

皮肤之浮肿

浮肿者，由身体内之液体侵于皮肤，因之呈苍白色而肿胀也。以指压之，皮肤坚劲者为气肿，有凹痕者为水肿。浮肿之原因，可分为四类如下：

（一）郁血性浮肿

心脏之力不足，血液不易循环，遂致皮肤之组织内郁积液体，是名为郁血浮肿。在肢体间发现最速，腰部尤显，血部较迟。此等症在心脏机能亡失时益显著。

（二）炎症性浮肿

炎症机转，存于深部，其肿处稀薄渗出物，逸流于该病处之周围，遂来此症。皮肤每多潮红，其甚者，有强度之紫蓝色，例如急性之痛风，及化脓性盲肠周围炎之发现于其附近皮肤者是。至皮肤因疮疥而发浮肿，则与气肿相类，而无潮红及紫蓝色。

（三）汎发性及局部之浮肿

汎发性者，其浮肿之广延状态，每发周身水肿，若肾脏炎、恶性贫血病、肺结核病即肺痨等是。局部之浮肿，若骨疽之发见于该部皮肤，疔走黄之发见于面部及手足者是。

皮肤出血

皮肤出血有数种：

（一）外伤

例如从蚤刺而来者，其在出血点，及出血斑，谓之蚤刺性紫斑。此项与真性紫斑病之出血，斑纹不同之点，在多现于躯体。细加检视，则当其斑纹之中正，可发现其蚤刺点。如在新鲜之出血，则其周围必呈充血性红晕，以指压之，即行消散。

(二)恶液质及疔毒之出血

特发于兼有出血性之恶液质,如水肿重笃之腿出血、肺结核之末期及重笃贫血、白血病皆是。疔毒之出血,例如舌上之出血,及手足之血箭疔皆是。

(三)疹之出血

凡猩红热发疹窒斯(即小肠热)、痘疮恒有之,而痘疮为患最烈。痘疮性紫斑病,皮疹尚未发现,皮肤已大出血,是症多至速死。

(四)强度之静脉郁血而发

是症多起于剧甚之咳嗽,致静脉郁血冲突。

皮肤发疹

急热症传染病,发自家固有之皮疹,可以之为疾病之主症,故特称斯病曰急性发疹病,如痘疮麻疹、水痘温热、发窒扶斯及霍乱后之皮肤红疹皆是。

(一)蔷薇疹。其色红如蔷薇,其形圆,比皮肤表面稍为隆起,红晕绕其周围,以指压之,则全褪色。去其指压,则暂时为苍白色,后再复红。可与此皮疹鉴别者为面泡,其与蔷薇疹之异点,在于斑纹中心皮腺之多少发脓而已。

蔷薇疹由下之疾患而来:一在肠窒扶斯,第二周之初发于腹部下、胸部及背部,间或发于四肢,颜面极少;二在发疹窒扶斯发病,第三日至第四日,全身泛发之,并发于颜面,且多变出血点之倾向;三微毒,第二期即发疹期,是谓梅毒性蔷薇疹。此症多发之体之两侧,惟躯干最多,颜面并手足之背面则缺如,而发于手背及足蹠者,殆亦不少。

(二)白疹。发于温热盛行之际,状如最洁白之瓷器色,多发于胸项及脐下,其带灰黑色者,预后多不良。此症叶天士《温热论》谓之白痦。

(三)热性匐行疹。此皮疹二三相聚成簇,有小水泡之内容物,在初期发,明如水状,渐次带脓性而混浊。而其常发部位为口唇外界及鼻软、耳轮之附近。此症凡肺热、白喉、脑脊髓炎,往往有之。

(四)霍乱红疹。霍乱在将愈期,每每有之,其红点大小不一。发红疹而仍神昏者,不良。

第九章　诊腹大法

一、胸胁满

胸胁满者，谓胸胁间气寒满闷，非心下满也。胁满者，谓肋胁下气胀填满者也。邪气自表传里，必先胸膈，以次经心胁而入胃。邪气入胃为入腑，是以伤寒胸满多带表证，胁满多半表半里证。

二、胸　痹

痹者，痞塞而不通之谓。其病喘息咳唾，胸背痛，短气。

三、心下满

凡心下满者，正在心之下、胃之上也。此自满而非误下之所致。若因下早而致满者，此为痞气。凡心下满，以手按之揉之则散而软者，此虚气也。若按之汩汩有声而软者，有停水也。按之硬痛者，有宿食也。

四、腹　满

腹满者，肚胀之谓也，有实胀虚胀之别。腹满痛者为实，当下之。若腹满时减则为虚，而不可下。《伤寒论》曰：腹满痛者为实，当下之。若腹满时减则为虚，而不可下。《伤寒论》曰：腹满不减，减不足言，当下之。《金匮要略》曰：腹满时减复如故，此虚寒从下上也，当以温药和之。盖虚气留滞，亦为之胀，但比之实者，不至坚痛耳。大抵腹痛属太阴症也，阳热为病，则腹满而咽干；阴寒为病，则腹满而吐，食不下，自利益甚，时腹自痛。又汗吐下后因而成腹满者，皆邪气乘虚内客为之，而所主又各不同。

五、少满腹

少腹满者，脐满下也。少腹为下焦所治，《难经》曰：下焦者，当膀胱上口，主分别清浊。其治在脐下，邪气自上而下，至于下焦，结而不利，故少腹满也。其病候又有溺与血之别，盖少腹硬满而痛，若小便利者，则为蓄血之证；若小便不利，则为溺涩之证。

六、腹　痛

腹痛不可按、不可揉者，实也。可按可揉者，虚也。时痛时止者，实也。痛无休息[1]者，虚也。凡阳邪传里，里气作实，腹胀大便硬者，实也。阴邪传里，里气停寒，腹软泄泻者，虚也。脉来滑大有力者，实也。弦细无力者，虚也。又当分大、小、少三腹而施治。若大腹痛者即脘腹，有寒邪积也。小腹痛者即脐腹，有邪热燥粪也。少腹痛者，即脐以下有瘀血涩溺也。

按胸腹大法

胸腹者，脏腑之郭也，可分之为三停。上停名胸，在膈上，心肺包络居之，即上焦也。膈下为胃，横曲如袋，胃下为小肠，为大肠。胃两旁一为肝胆，一为脾，是为中停，即中焦也。脐以下为下停，有膀胱，有冲任，有直肠，男有外肾，女有子宫，即下焦也。故胸腹为五脏六腑之宫城，阴阳气血之道路，欲知胸腹为其脏腑如何，则莫如按胸腹，名曰腹诊。

其诊法宜按摩数次，或轻或重，或击或抑，以察胸腹之坚软、拒按与否，并察胸腹之冷热灼手与否，以定其病之寒热虚实。又如轻手循抚，自胸上而脐下，知皮肤之润燥，可以辨寒热；中手寻扪，问其痛不痛，以察邪气之有无；重手推按，察其硬否，更问其痛否，以辨脏腑之虚实，沉积之何如。惟左乳下虚里脉、脐间冲任脉，其中虚实最为生死攸关，故于望闻问切四诊之外更增一法，推为诊法第四要诀。

先按胸膈胁肘，按之胸痞者，湿阻气机，或肝气上逆。按之胸痛者，水结气分，或肺气上壅；按其膈中气塞者，非胆火横窜包络，即伏邪盘踞膜原；按其胁肋胀痛者，非痰热与气互结，即痰饮与气相搏。胸前高起，按之气喘者，

① 休息：停止。

则为肺胀；膈间突起，按之实硬者，即是龟胸。若肝病，须按两胁。两胁满实而有力者，肝平；两胁下痛引少腹者，肝郁。男子积在左胁下者，属疝气；女子块在右胁下者，属淤血。两胁空虚，按之无力者，为肝虚；两胁胀痛，手不可按者，为肝痈。水结胸者，按之疼痛，推之漉漉[①]。食结胸，按之满痛，摩之嗳腐。血结胸者，痛不可按，时或昏厥。因虽不同，而其结痛、拒按则同。

次按满腹，凡仲景所云胃家者，指中、上二脘而言。以手按之痞硬者，为胃家实。按其中脘虽痞硬，而揉之漉漉有声者，饮癖也。如上中下三脘以手抚之，平而无涩滞者，胃中平和而无宿滞也。凡腹满痛，喜按者属虚，拒按者属实，喜暖手按抚者属寒，喜冷物按放者属热。按腹而其热灼手，愈按愈甚者，伏热；按腹而其热烙手，痛不可忍者，内痈。痛在心下脐上，硬痛拒按，按之则痛益甚者，食积；痛在脐旁小腹，按之有块应手者，血瘀。腹痛牵引两胁，按之则软，吐水则痛减者，水气。惟虫病按腹有三候：腹有坚结如筋而硬者，以指久按，其硬移他处，又就所移者按之，其硬又移他处，或大腹，或脐旁，或小腹，无定处，是一候也；右手轻轻按腹，为时稍久，潜心候之，有物如蚯蚓蠢动，隐然应手，是二候也；高低凹凸如畎亩[②]状，熟按之，起伏聚散，上下往来，浮沉出没，是三候也。若绕脐痛，按之磊磊[③]者，乃燥屎结于肠中，欲出不出之状。水肿胀满症，按之至脐，脐应手移左右，重手按之近乎脊，失脐根者必死。此诊胸腹之大法也。

然按胸必先按虚里，虚里在左乳下，三寸下，脉之宗气也，亦即心之脉管。按之微动而不应者，宗气内虚；按之跃动而应衣者，宗气外泄。按之应手，动而不紧，缓而不急者，宗气积于膻中者也，是为常；按之弹手，洪大而搏，或绝而不应，心胃气绝也，病不治。虚里无动脉必死，即虚里搏动而高者，亦为恶候。孕妇胎前症最忌，虚损痨瘵、逐日动高者切忌，惟猝惊疾走，大怒后，或强力而动肢体者，虚里脉动虽高，移时即为平人，不忌。总之，虚里为脉之宗气，与寸口六部相应。虚里脉高者，寸口脉亦多高。寸口脉结者，虚里脉亦必结，往往脉候难凭时，按虚里脉确有可据。虽多属阴虚火旺之证，或血虚风动之候，阴竭阳厥之际，然按之却有三候。浅按便得，深按不得者，气虚之候；轻按洪大，重按虚细者，血虚之候；按之有形，或三四至一止，或五六至一止，积聚之候。

---

① 漉漉：象声词。

② 畎亩：田地。

③ 磊磊：圆转貌。

按腹之要，尤以脐为先。脐间动气，即冲任脉在脐之上下左右。《经》云：动气在右，不可发汗，汗则而衄而渴，心烦，饮水则吐；动气在左，不可发汗，汗则头眩，汗不止，筋惕肉瞤；动气在上，不可发汗，汗则气上冲，正在心中；动气在下，不可发汗，汗则无汗，心大烦，骨节痛，目眩，食入即吐，舌不得前。又云动气在右，不可下，下之则津液内竭，咽燥鼻干，头眩心悸；动气在左，不可下，下之则腹内拘急，食不下，动气更剧，虽有身热，卧则欲蜷；动气在上，不可下，下之则掌握烦热，身浮汗泄，欲得水自灌；动气在下，下之则腹满头眩，食则圊[①]谷，心下痞，且不可涌吐，涌吐则气上逆而晕厥，亦不可提补，提补则气上冲而眩痉。故脐名神阙，是神气之穴，为保生之根。凡诊脐间动脉者，密排右三指，或左三指，以按脐之上下左右，动而和缓有力。一息二至，绕脐充实者，肾气充也。一息五六至，冲任伏热也。按之虚冷，其动沉按微者，命门不足也。按之热燥，其动细数，上及中脘者，阴虚气冲也。按之分散，一息一至者，为元气衰败。按之不动，而指如入灰中者，冲任空竭之候。且可辨其假寒假热，按冲任脉动而热，热能灼手者，症虽寒战咬牙，肢厥下利，是为真热假寒。若按腹两旁虽热，于冲任久按之，无热而冷，症虽面红口渴，脉数舌赤，是为真寒假热。总之，冲任脉动皆伏热伤阴、阴虚火动之症，平人则发病，病人则难治，惟素有肝热者，尚无大害。若冲任脉动跃震手，见于久泄久痢者，乃下多亡阴之候，病终不治。（俞根初）

腹诊之新法

胸部：（一）视其形状若何。深短如樽者，为气肿性。狭长而浅者，为麻痹性。如脊柱侧后屈之胸、佝偻病龟胸、肩胛胸之脚骨凸隆、先天性或后天性之胸骨陷凹及肋骨之偏坠，皆属麻痹性。（二）视其左右称否。一侧偏坦者，为肺痨炎、胸膜炎等之肺痿；缩一侧膨胀者，为肿疡、胸膜炎性渗出物或气胸症。

腹部：（一）视其形状若何。膨胀者，为蓄积气体，为腹水，为肿疡，为腹膜炎；陷没者，为脑膜炎。（二）视其左右称否。如患肿疡，左右多不相称。

诊触，凡患腹膜炎鼓胀或肝体肿疡者，手触腹部及该肿疡表面，辄疼痛而紧张。

① 圊：清除。

第十章　诊筋大法

因于湿，首如裹[①]，温热不攘，大筋软短，小筋弛长。短者为拘，长者为痿。阳气大怒，则形气绝而血菀[②]于上，使人薄厥，有[③]伤于筋，从其若[④]不容。味过于辛，筋脉沮弛[⑤]，精神乃央[⑥]。是故谨和五味，则骨正筋柔，气血以流，腠理以密。如是则气骨以精，谨道如法，长有天命。肝之合筋也，其荣爪也，其主肺也。多食辛，则筋急爪枯。诸筋皆属于节。脏真散于肝，肝藏，筋膜之气也。风者，百病之长。肾传之心，病筋脉相引而急，病名曰瘈。食气入胃，精散于肝，淫气于筋。酸走筋，筋病无多食酸。肝主筋，久行伤筋。肝气热则胆泄口苦，筋膜干则筋急而挛，发为筋痿。心脉满火，痫瘈筋挛。肝脉小急，痫瘈筋挛。以上皆《内经》诊筋之大法。

锡璜按：《灵枢》有十二经脉之病，记载甚详，后学难于理会。究之，即脑筋病也。以肝主筋诸学说证之，凡瘈疭、角弓反张、目系了戾[⑦]，我国名为痉症，又谓之肝风，与西人热伤脑髓、背反张、头向后方诸病状，若合符节[⑧]。中国之手振及诸凡颤振病，西人统谓之脑筋不自主，因脑筋维束关节，营养百骸，无所不周，即《内经》所云：经脉者，所以行血气而荣阴阳，濡筋骨而利关节者也。是经脉即脑筋。其所谓利关节，即脑筋司运动之所自出，可见一切运动皆由筋之所使也。《经》又曰：阳气者，精则养神，柔则养筋，是以神合筋而言，筋为体而神为用，威胄至灵，运动至捷，故称之为神。殆即西学说之所谓神经系乎？是《内经》十二经脉已合知觉运动而言，益叹古圣取义之粹、格物之精为不可及矣！

---

① 首如裹：头如物裹，头面胀壅昏重之症象。

② 菀：聚集。

③ 有：犹如。

④ 若：原作"苦"，据《素问》改。

⑤ 筋脉沮弛：筋脉败坏而弛缓。

⑥ 央：通"殃"，殃及、连累。

⑦ 了戾：模糊不清。

⑧ 符节：吻合。

望 诊

《移精变气论》曰：上古使僦贷季[①]理色脉而通神明，用之以观生死，决嫌疑，是医家之有望诊，由来旧矣。如越人望齐侯之色，即觇疾在腠理或血脉，由此而神验之也。仲景“明堂阙廷，尽不见察”之训，亦由此而致慨也，又奚[②]罄《脉要精微》《五脏生成》《玉机真脏五色》等篇，谆谆[③]以色诊为重哉？然望诊学说林林总总，除妇婴有特别诊候外，而普通望诊要以神气也、五色也、五官也、五部也、舌苔也、色之泽夭也、诸体之占候生死也，相其体质。寒热燥湿之判，认等八者为望诊中之大纲，务简练揣摩于平日，方克临床有左右逢源、视死别生之鉴定。闻之西医之望诊，不但察其颜貌行止、精神、体格、外相，且用镜以烛其耳、目、鼻、喉、肛门、腔道奥境，殆亦殊途同归欤？独中医望诊繁迹，不易悟会其精醇，盖因是望诊而不神耳。考《本神篇》曰：两精相搏谓之神。《平人绝谷篇》曰：故神者，水谷之精气也。《辞典》云：有形可见者为精，无形可见者曰神。是神也者，侨寄于五脏之中，每流露于两目。陈修园云：察色之妙，全在察神。血以养气，气以养神，病则交病。譬如失睡之神有饥色，丧亡之子，神有呆色。气索，神自失养耳。先哲云：神者，色之外者也(见赵以德《玉函经·血痹虚劳第六篇》)。可不三致意乎？《素问·脉要精微论》曰：切脉动静而视精明，察五色，观五脏有余不足，六腑强弱，形之盛衰。此互参伍[④]决死生之分。按此而视精明，即精彩目光之意也。“精明”，王氏(王冰)以为昂目内眥之精明穴，然仅察其一部，必不足以观其大。时贤张山雷[⑤]谓：明[⑥]明以瞳神言之，盖人目以精华明朗为贵，故有精明之称。且瞳神之明晦，本可以测精液之盛衰、病情之深浅，亦犹子舆氏所谓“存乎人者，莫良于眸子”[⑦]之义，是以医者望色之一要矣。

---

① 僦贷季：传说为上古神农时人，岐伯祖师，医家之祖。

② 奚：因何。

③ 谆谆：叮咛告谕。

④ 参伍：参合错杂。

⑤ 张山雷：名寿颐，江苏嘉定(今属上海市)人。清末至民国时期医家，著有《难经汇注笺正》《中风斠诠》《疡科概要》等。

⑥ 明：疑“精”之讹字。

⑦ 存乎人者，莫良于眸子：观察一个人，没有比观察他的眼睛更好的了。存，省察、观察。

第十一章　色　诊

天合人以五气，藏于五脏，上华面颐，肝青、心赤、脾黄、肺白、肾黑。一年之中，天之气候有五变：春风、夏暑、长夏湿、秋燥、冬寒，每节各配七十二日，以符五运之说。人在气交之中，呼吸吐纳，不能出五气之外。此五气从鼻而入，风气通肝，暑气入心，湿气入脾，燥气入肺，寒气入肾，藏于五脏，蕴其精华，上华面颐。五色蕴于五脏者，各脏精华蕴中形外故也，此则《脉要精微论》曰“精明五色，气之华也”之理。

又人体内脏各含色素，亦犹各种植物花叶中所含色素，均因感受日光，各呈其色彩。西人谓日有七色，测以三棱镜，则红、橙、黄、绿、青、蓝、紫各色可实验。据此一切动植物所呈之色相，无一不经日中光线而生，是光线即色线。经云南方生热，其色赤。赤色，西人亦云热色。经云北方色寒，其色黑。黑色，西人亦云冷色。再以五脏五色而精研之，肺主气，碳气呼出，氧气吸入，气清且洁，是肺含白素也；心主血，回血退换，新血化生，血鲜且红，是心含赤素也；肝制胆汁，其色绿，是肝含青素也；肾生外膜，其色紫，是肾含黑素也。脾居油网之上，脂肪皆其所司，一黯则变为黄矣，疟母脾胀而硬，眼白睛必淡黄，尤为脾色黄之确据。《经》以五色论五脏，具有至理，寓乎其中矣！

就七情觇知各脏应属之病

肝病善怒，故古人有怒气伤肝之说。其转筋胁疼者，肝主周身筋肉，肝病则易转筋故也。经云诸风掉眩，皆属于肝。其轻为疝病，耳聋，目视𥇦𥇦[①]，如将捕状。以肝血虚，则胆汁因之虚薄，故不时有如人将捕之病候。心病善喜，以外候舌红口干、乳下动气，或心痛而烦，或健忘、惊悸、怔仲。我国谓之心体不安，西说则以为神经症，乃心病而脑筋亦与之俱病也。脾病善忧，善思食少，倦怠乏力，腹满下利。以脾主四肢，又主生甜汁入胃化谷，脾病故见以上诸病状也。肺病善悲，其外候洒淅寒热，咳唾喷嚏，喘呼气促，肤

① 𥇦𥇦：目视不明。

痛胸痹，虚则气短。以肺主气，而外达于皮毛故也。肾病善恐，脐下动气，腹胀肿喘，溲便不利，腰背久酸，骨痛乏气。以肾为水，脏水津不遗，故见以上诸病状也。

五色占病

黄赤、青白、青黑、恍白、微黑、痿黄诸色，皆五色外见之象也。黄赤为色中之阳色，主风热诸邪。青白黑为色中之阴色，主寒痛诸病。若黑甚，在脉为麻痹，在筋为拘挛；恍白即浅淡白色，主大吐衄、下血、脱血也。若无衄吐下血，则心不生血，不荣于色也。微黑，主肾病水寒也；痿黄为浅淡黄色，主诸虚病。两颧深红赤色，主阴火上乘，诸虚劳之征也。

色诊之恶耗

黑庭赤颧，出如拇指，病虽少愈，亦必卒死。唇面黑青，五官黑起，擦残汗粉，白色皆死。善色不病，于义诚当。恶色不病，必主凶殃。五官陷弱，庭阙不张，蕃蔽卑小，不病神强。前八句系明非常之色、诊人暴死之法，见《甲乙经·五色篇》。出如拇指，谓成块成条、搏聚不散也。黑色，出如拇指于天庭。赤色，出如拇指于两颧。此皆水火相射之候，故病者虽或少愈，亦必卒然而死也。若病者唇面青黑及五官忽然起黑白等色，如擦汗粉之状，虽不病，亦皆主卒死也。后八句系明见恶色，不见其病，当断为恶耗之诊法也。

善色者，气色并至之好色也，其人于理当不病也。恶色者，深沉滞晦之色也，其人各病，即不病亦必主凶殃也。凶殃者，即相家所谓红主焦劳口舌，白主刑罚孝服，黑主非灾凶死，青主忧讼暴亡之类。五官陷弱者，谓五官骨陷肉薄也。庭阙不张者，谓天庭阙中不丰隆张显也。蕃蔽卑小者，谓颊侧耳门卑低不广也。此皆不病而有不寿之形，若加恶色，岂能堪哉？其有不病者，必其人神气强旺，素称其形也。（冕堂诊断法）

诊色之泽夭

五色晦明聚散，可以别久重新轻之病，而易治难治之诊法亦以此为辨。色深为沉，主病在内。若更浊滞晦暗，主久病与重病也。色浅为浮，主病在外。若得光泽明显，主轻病与新病也。若其色虽不枯晦，亦不明泽，主不甚之病也。凡诸病之色，如云撒散，主病将愈，易治也。抟聚凝滞，主病渐进，难治也。

五脏绝候

汗出发润，喘息不休，此为肺绝，丙笃丁忧。肺合皮毛，肺液绝，故汗出不流，而发润津脱也。肺为呼吸器，肺气随肺液而散漫，故张口出气，不能复还而降于膈下，以灌溉脏腑也。喘不休者，气脱也。推之脉浮而洪，身汗如油，喘而不休，水浆不下，形体不仁，乍静乍乱之神情，属于命绝之候，与此相类。

形如烟熏，阳反独留，神去直视，阴绝摇头，此为心绝，脉必操钩。心绝之脉，如操带钩，言其坚无冲和之气也。或转豆躁疾，亦主心绝。二十四难：手少阴气绝，面色黑如黧。

四肢漐习[1]，唇吻反青，此为肝绝，将入幽冥。成无己曰：唇吻者，脾之候。汗色青，肝绝，则真色见于所胜之部也。四肢者，脾所主。肝主筋，肝绝，则筋脉引急，发于所胜也。方有执曰：口唇边曰吻，四肢，手足也；漐，汗出貌；习，鸟数飞也。言手足颤摇，如鸟之习飞奋振而不已也。

环口黧黑，柔汗发黄，此为脾绝，旦夕将亡。脾之华在唇，面白环口黧黑，其芜萎矣。方有执曰：口为脾之窍，黧黑者，熏黄黑暗，土败之色也。柔汗，俗名冷汗。张锡驹[2]曰：环口黧黑，土败而水侮也。柔汗者，柔软而腻，脾之真液泄。黄色者，脾之真色见也。

溲便遗矢，动见狂言，目反直视，绝在肾元。肾司二阴，溲便遗矢，肾绝也。肾藏精与志，狂言直视，精志俱败也。方氏曰：肾司阖闭，阖闭废，故二便无禁纳也。《经》曰：肾藏志。狂言者，是失志也，失志者死。肾主骨，骨之精为瞳子，目反直视者，骨之精不上荣于瞳子，而不能转也。别有上脱、下脱二证，上脱者，妄见妄闻，恍若神灵。甚者，身轻快而汗多淋漓，或扬扬得意，一笑而逝也；下脱者，不见不闻，有如聋聩者，身重者而肉多青紫，或寝而遭魇，身如被杖，九窍出血而死也。

---

① 漐习：漐，汗出貌。习，鸟数飞也。言手足颤摇如鸟之习飞，奋振而不已也。

② 张锡驹：字令韶，钱塘（今浙江杭州）人，清代医家，撰《伤寒论直解》六卷。

头背腰膝骨之占候

《脉要精微论》曰：五脏者，身之强也。头者，精明之府，头倾视深，精神将夺矣。背者，胸中之府，背曲肩随，府将坏矣。腰者，肾之府，转摇艰难，肾将惫矣。膝者，筋之府，屈伸不能，行则偻附①，筋将惫矣。骨者，髓之府，不能久立，行者振掉②，骨将惫矣。凡此形神将夺、筋骨虺颓③之形状，故皆主死。

形肉生死诊法

五行之人，得其纯者，皆谓之强。得其驳者，皆谓之弱。强者，脏腑调和，外感之邪难犯。弱者，气血不足，外感之邪易干也。能食而肥者，强也。若食少而肥者，非强也，乃痰也。肥人最怕肌肉按之如棉絮，谓之无气，主死。食少而瘦者，弱也。若食多而瘦者，非弱也，乃火也。瘦人最怕肉干着骨，形羸肌削，亦主死。

寒热燥湿体质之辨别

《礼记·月令》云：中央土，其虫裸（注曰：人为裸虫之长）。《素问》五常政大论曰：裸虫静（注曰：人及虾蟆之类）。盖湿热生虫，人非水火不生活，亦湿热所生之体。湿也，水也，阴液也，不类而类。热也，火也，阳气也，亦不类而类。以下四种体质气，医者当知有湿热体气、燥热体气、寒温寒燥诸体气，则用药之温凉淡渗，如桴鼓之相应矣。湿热体气，面色深黄光润，唇色红紫不燥，舌质清红，涎多苔厚，粘腻带黄，大便时溏时结，色深黄而气臭，小便黄而短，即其据也。若湿从热化，偏于燥热，面色干苍有光，唇色红紫而燥，舌质红，扪之糙，涎少苔深，黄而薄，大便燥，色深黄，气臭，小便短赤，其据也。若热从湿化，偏于寒湿，面色㿠白或晦黄，唇色淡白或淡黑，舌质淡，涎多，苔薄润，或罩淡黑色，大便溏色淡黄，气腥，小便清长，其据也。若燥热而阴损

---

① 偻附：证名。偻，曲身不能直。“附”，同俯，低垂不能仰。

② 振掉：动摇、震动。

③ 虺颓：本义马匹生病，此处借指人之患病。

及阳，寒湿而阳损及阴，则成寒燥。面色痿白发干，唇色淡白而枯，舌质淡，扪之涩少，苔白薄而不润，大便干，色淡，气不臭，小便清而少，其据也。故人必燥湿得中而为润，寒热得中而为温，斯能无病。

再程芝田[1]有诊病须察阴脏、阳脏、平脏之说，如素系阴脏，饮食必喜热物，偶食生冷，腹中即凝滞不爽，大便一日一度，决不坚燥，甚则稀溏，食难消化。若素系阳脏，一切饮食必喜寒冷，偶食辛热，口中便觉干燥，甚则口疮咽痛，大便数日一次，粪硬，甚则燥结。平脏之人，寒饮热食俱不妨事，大便一日一度，不坚不溏。若患热病，药不宜过凉。若患寒病，药不宜过热。至用补剂，亦宜阴阳平补。又西医云：身体构造状态易罹某种疾病者，是曰体质。医学上大别为四：一如肺痨质，如全身之构造薄弱，颈长如鹤，皮色苍白，胸狭小或扁平，颜细长，而颧部稍赤，眼球大而有一种光泽。有此质者，不问男女，外貌虽秀丽，人皆赞其优美，而实所谓美人薄命也。二如卒中质者，骨骼筋肉肥大，全身富脂肪，颜大而赤，颈短而厚，肩高而耸，其外貌虽甚强健，而身体略为运动，则呼吸因之困难，心动因之强迫。此种人为卒中之遗传，易于得卒中之病，非戒用兴奋饮料，恐不免于卒中也。三如神经质者，不在体格体质，而其举动行为，容貌伶俐，视物敏捷，发润而光，靴新而黑，衣服之清丽，至不容纤尘染于其上，言语亦爽快，教以学问技艺，比常人易于领悟。然非大器晚成之人，其意思无常，时兴奋，时郁闷，且屡疑人，故易罹神经病。四如腺病体质者，主在小儿皮肤苍白，筋肉瘦而不润，额面如浮肿，颜面狭小，身体细弱，皮肤易变红色，静脉透于外面，往往发生皮疹。（以上冕堂说）

闻　诊

经云：会厌者，声音之门户。良以声发于肺，初必由喉出，故为声音之路。必因会厌开合，故会厌为声音之门户；必藉舌为宛转，故舌为声音之机。而声音之发，又有唇喉齿舌之别，乃人身自然之功用也。是故喉宽者声大，隘者声小；舌锐者声辨，钝者声蹇。会厌厚者声浊，薄者声清；唇厚者声迟，薄者声疾；牙齿疏者声散，密者声聚。五者皆无病之声，乃形质禀赋不同也，此则《灵枢》忧恚无言篇之旨。又《灵素生理新论》云：声音之器官，盖有七焉：一喉咙，二会厌，三口唇，四舌，五悬雍垂，六颃颡[2]，七横骨，可参考。

① 程芝田：安徽歙县人，清嘉道年间名医，撰《医博》等。

② 颃颡：咽喉。

第十二章　闻声大法

闻声辨症大法

好言者热，懒言者寒，言壮为实，言微为虚，谵妄无伦，有实有虚，此以声音诊病之大法也。《中藏经》曰：阳候多语热也，阴证无声寒也，发言壮厉实也，发言轻微虚也。若声音微小不能出，欲言不能复言，此夺气也。谵言妄语，不别亲疏，神明失也，皆主死候。《脉要精微论》云：言而微，终日乃复言者，此夺气也。衣被不敛，言语善恶，不避亲疏者，此神明之乱也。此节指虚症之谵妄者而言。《抉微》[①]云：自言死者，元必虚也；喜言食者，胃有火也；言家私者，心必虑而少睡也；言负德者，肝必郁而多怒也；谵语收财帛，元已竭也；狂言多与人者，邪方实也。石芾南[②]云：腹形充大，鼓之板实者实也；腹皮绷急，鼓之空空者虚也。长号数十声渐止，复如前者，此郁病也。因痰闭于上，火郁于下，故长号则气少舒。《经》云：火郁则发之，宜用重剂涌吐其痰为要。（参冕堂说）

失音与哑风之辨

（一）失音，初起音粗重者，乃内火为外寒所遏，郁结于肺，症兼外感，此症冬日最多。（二）失声不粗重，且喉疮烂痛，日久流连不愈，此肺痨病久嗽恒有之。（三）讴歌失音者，是因歌伤喉，不治亦痊。其有小儿抽风不语，大人中风不语，皆谓之哑风。虽竭力治之，多难挽回。按《医学入门》六卷云：声不清兮，固本，即固本丸也。或用单炒槐花，夜半服。声暴失兮，润肺，即润肺丸。再炼蜜脂任意哺（润肺丸、炼蜜脂法用效），是法治失音颇效。

---

① 《抉微》：即《四诊抉微》，诊断学专著，清代林之翰撰著。

② 石芾南：即石寿棠。清代名医，生卒年不详，字芾南，清代安东（今涟水县）人。

呻吟护痛及诈病

病者呻吟，以其为疾痛所苦也。有欲言而先摇头者，是痛极艰于发声也。以手护腹则为里痛，护头则为头痛，但有所护之处，必有痛苦之处。持脉时，病人舌蹇不能言者，风病也。若无言蹇风病，或三言三止者，是为诈痛之态也。或脉之而咽唾，或脉之而呵欠，皆非有病之征。以咽唾者里气和，呵欠者阴阳和故也，此二者可以别其情之真伪。我国两千年前，仲师已见诈病论而发明矣。

平脉法云：假令向壁卧，闻师到，不惊起而盼视，若三言三止，脉之咽唾者，此诈病也。假令脉自和，处言此病大重，当必服吐下药，针灸数十百处乃愈。人之诈病，或出于妻妾争宠，或不肖子弟欺其父兄。世风不古，奸诈机巧日多，凡我医界之从事于军医、保险医、监狱医、警察医、工厂医者，关于兵役之征免、劳动之赈恤、保险之赔偿，不得不注意于诈病一门。近世德人首著有《诈病论》，日人木谷佑宽更从而译补之，名曰《诈病及鉴定法书》，分内、外、眼、耳、神经病等科。虽各国人情互异，习俗不同，然医者究当参考以通其变，乃不为病者所欺。

谵语郑声之辨别

谵语为邪实，郑声为正虚，类谵语亦为虚，此闻诊之大法也。而谵语神昏一证，凡属于温热病者，叶、吴专责在邪热逆传心包，然必舌绛，方可用安宫、至宝等。神昏一证，王晋三云：头痛而后神昏不语者，此肝虚，魂升于顶，当用龙骨牡蛎救逆以降之。东垣云：热入血室，昼则明了，夜则神昏，亦属肝病，然属肝中实热也。《内经》《金匮》《伤寒》神昏不识人以及谵语之病，无不责在胃热，津液壅溢，结为痰涎，闭塞隧道，堵其神气出入之窍，是以神昏不识人也。徐忠可谓若将人颈两人迎脉按住，其气即壅遏不识人（人迎者，胃脉也）。《伤寒论》云：阳明病，其人多汗，以津液外出，胃中燥，大便必硬，硬则谵语，小承气汤主之。又云阳明病，谵语潮热，反不能食，胃中必有燥矢，宜大承气汤。此谵语之属于胃也。《内经·厥论篇》云：厥阴厥逆谵语。张隐庵注：肝主谵语者，肝气郁也。由此可知谵语一证，属胃、属肝、属心色之不同也。凡脑病、中毒诸症，间有并呈谵语、幻视等象者。又石芾南云亦有虚烦、似狂，二症类于谵语者，当以脉证舌苔辨之，不可概以治实热法治之。

又云语不接续为郑声，无人始言为独语，均属虚多。《伤寒心法》云：心气虚热而神不足，则发为郑声。郑声为虚，故音短而细，只将一言重复呢喃也。凡谵语郑声，与阳症同见有属热，可以攻之。与阴经病同见，总属寒症，可以温之。此又当随其脉证，活法以通其变也。

《金匮》辨息之主病

师曰：息摇肩者，心中坚。息引胸中上气者，咳。息张口短气者，肺痿吐沫。徐忠可[1]注曰：此节三者全于呼，而认其病之在心肺也。然竟不言呼而曰息者，盖出气虽大，中无小还，不能大呼，故揭出摇肩、息引、张口六字，而病之在呼者宛然，然不得但言呼。《玉函经》注：息者，呼气出焉，类微喘而有声也。呼出心与肺，今火乘肺，故呼气奔促而为息也。摇肩者，肩随息气摇动，以火主动故也。其心之经脉掣引也，因心中有坚实之邪，不得和于经脉，故经脉抽掣摇动。息引胸中上气咳者，胸中脉所生也，宗气之所在。火炎于肺，则肺收降之令不行，反就燥，而为固涩坚劲，气道不利，所以上气出于胸中者则咳也。息张口短气，肺痿吐沫，此又因炎于肺之甚者，收降清肃之气亡，惟从火出，故张口不合也。宗气亦衰，而息短矣；津液不布，从火而为吐唾矣。

《金匮》辨吸之主病

师曰：息而微数，其病在中焦，实也。当下之则愈，虚者不治。在上焦者，其吸促；在下焦者，其吸远。此皆难治。呼吸动摇振振者，不治。上节言息，息兼呼吸而言，偏重在呼也。此节专言吸，又于吸中而分上、中、下虚实之辨。徐忠可谓为闻法之最细，信哉！唐容川曰：虚者不治，仍指吸而微数言。中焦实者，如结胸等症，气不得降也，故下之则愈。若上焦虚者，内无阻塞，气本得降而不返其舍也，故不治。按振振动摇者，亦喘症类也。《医论选》谓肾为气之根，肺为气之统，肺主出气，肾主纳气，阴阳相交，呼吸乃和。若出纳升降失常，斯喘作焉。实喘责在肺，虚喘责在肾。实喘者，胸满声粗，气长而有余。虚喘者，呼长吸短，息促不足。实喘有水邪射肺，有痰饮遏肺，有六气于肺上气壅，治宜疏利。虚喘为肾不纳气，孤阳无根，治宜固摄。虚实分途，阴阳异治。呼吸困难，责在喉咙狭窄与气管狭窄。

---

① 徐忠可：即清代医家徐彬，字忠可，喻昌弟子。著《原方发明》《伤寒图论》等。

第十三章　问诊大法

问昼夜寒热以知病在阴阳气血

昼阳也，热阳也。凡病昼则增剧烦热而夜安静者，是阳自旺于阳分，气病而血不病也。夜阴也，寒阴也。凡病夜则增剧寒厥而昼安静者，是阴自旺于阴分，血病而气不病也。凡病昼则增剧寒厥而夜安静者，是阴上乘于阳分之病也。凡病夜则增剧烦热而昼安静者，是阳下陷于阴分之病也。凡病昼夜俱寒厥者，是重阴无阳之病也。凡病昼夜俱烦热者，是重阳无阴之病也。凡病昼则寒厥、夜则烦热者，名曰阴阳交错。若饮食不入，其人之死，终难却也。

境过问诊

尝贵后贱，名曰脱营；尝富后贫，名曰失精。此五过论之词也。《五过篇》之意，盖谓无论新贵显宦，一旦褫夺[①]其爵禄，没收其家产，与夫富商大贾忽丧资斧[②]，定有无限怨尤，无限抑郁，精气神被忧恚悔恨之情志所伤，所以有气虚时惊、皮焦筋屈、痿躄[③]为挛、形体毁沮、精气竭绝等症。此即失精脱营之病候也，故曰五气留连，病有所并。

水土问诊

《五常政论》曰：地有高下，气有温凉，高者气寒，下者气热，故适寒凉者胀，温热者疮。此言北方地高气寒，感之易生胀病。南方卑下，气候温热，往

① 褫夺：剥夺。

② 资斧：资财与器用。

③ 痿躄：四肢痿弱，足不能行。

此地者，易生疮疡或挛痹，即韩昌黎所谓南方易患软脚病是也。从知脚气由卑下湿热而生，自古为然。西人以为服白米乃有此病，服糙米可以愈之，以白米乏维他命之性质也。究之，住南方者何人不食白米，何以患此病者寥寥无几？窃谓此乃水土不服之症，或者米壳可化其湿热，故能愈此病症耳。第南方海滨，空气湛深，气候温和，尚合肺结核症之天然疗法，惟交通便利，传染病善于流行，故历年湿热症最易盛。若霍乱间歇热，尤常有之病症，实水土使然耳。西人凡疗病用对症药不愈者，每令其改换水土，最为有见。

性情问诊

凡人之性有镇静、浮躁二种，性藏于心。心血偏于热者，性多浮躁；心血和平者，性多镇静。平常人往往如是。若中浮躁不宁，为邪实，如好静恶动者，为正气虚。

问病十则(参景岳及张心在说)

(一)问寒热。病之初起，每发寒营[①]，故寒热为外感之所有事，《经》所谓人之伤于寒则为病热是也。其症必身热脉紧，头痛体痛，拘急无汗，此乃与病相应。在上而连肺者，多兼喘急咳嗽，其寒热亦必类疟；在中而连胃者，多妨碍饮食，或生懊侬，或燥烦而焦渴；在下而连肾者，多二便失节或遗淋。若夫疮疡毒重者，初起亦必寒热、头痛、身疼，亦与外感相类。鼠疫亦然，然必有发疮发核之外症可凭，须详察之。

(二)问汗。汗有表里之分。表邪盛者，必寒热无汗，一汗则邪从汗解。风伤卫热者，虽有汗而恶风，热仍不解。阳明症，必汗多而潮热口渴。温热病则汗出热退，不久旋即复热。其有全无表症而阳虚自汗者，或阴虚卧则汗出者，亦当随症细察。

(三)问头身。头痛身痛而有寒热表症可凭者，谓之外盛。其无寒热而火盛于内者，乃里热上冲之症，其脉必洪实，与外感不同，宜用清降。阴虚头痛者，遇劳苦或情欲而痛愈甚。其有阴寒在上，阳虚不能上达而痛甚者，其症则恶寒呕恶，六脉沉微或弦细。若偏风头痛，每因血虚，妇人尤多。身痛甚者，有表症则为外感，无表症者乃痛痹之属。肌肤灼热者，必清其火。血

① 营：疑“热”之讹字。

凝气滞者，多阴寒，必温其经。其有劳损病剧，忽身痛甚者，乃荣气惫，不治之疾也。

（四）问便。二便以排泄身中秽恶之气也。病久而尿毒入血，必小便不甚利，而撮空理线，乃最危之疾也。阳明病，大便燥结，必神昏谵语，若大解行而不甚干结，或旬日不解，腹中无胀意者，便非阳明实邪。仲景云：大便先硬后溏者，不可攻，亦以其非实热也。若夫湿热病，多下溏粪、酱粪而稠粘甚臭，乃热甚从大便排泄。此则与伤寒辨法不同。

（五）问饮食。病由外感而饮食知味者，胃和之象也。其恶食或不能食者，内伤也。欲热食者，中寒也。素好冷食者，阳脏也。在时行之湿热病，其喜热食者，则病痰在胸膈，不可误作寒症。此症最多，知者尚少。

（六）问胸。问胸者，该胃口而言也。浊气上干则胸满，痛为结胸，不痛而胀，为心下有痞气。

（七）问聋。清·钱斗保云：耳虽少阳之经，实为肾脏之官，又为宗脉所聚，问之非惟可辨虚实，亦且可知生死。凡人之久聋者，此一经之闭，不足为怪，惟因病而聋，不可不辨。《热论篇》曰：伤寒三日，少阳受之，故为耳聋。此在经气闭而然。《素问》曰：精脱者，耳聋。若病至聋极，绝然无闻，此成精脱之症，余经历数人，皆至不治。

瓒按：温热症，耳聋者甚多，热壅于上者，清肺可愈，《内经》所以有耳聋治肺之说也。若病至下焦，半虚半实，用吴鞠通减味复脉汤，亦多效。余生平验之屡矣，未可断为不治。《素问》精脱耳聋，或者指久病及杂病而言耳。

八、问渴。寒热虚实俱有渴，大抵以口中和，索水不欲饮者为寒。口中热，引饮不休者为热。大渴、谵语、不大便者为实。时欲饮水，饮亦不多，二便通利者为虚。口渴而喜热不喜冷者，中寒也。寒何能渴，以水亏故也。第胸有痰饮者，恒喜热而不甚渴，未可以其喜热恶冷而谓之中寒。

（九）问旧病，十问因。问旧病者，即前篇所云既往症是也。问致病之因者，即外感内伤及各病之来源是也，须参考详明以为用药之准，可兼服药参机变。药以治病也，其可一病同一药，而有效有不效，则必穷其所以不效之故而施治。所谓活法变通，存乎其人也！妇人尤必问经期，迟、速、闭、崩皆可见。妇人经病，不过迟、速、闭、崩四者而已，问之以分别病情，兼察其孕否。

第十四章　切　诊

脉　源

脉者，血脉也，与心之跳动相合。故《内经》云心之合脉也，其荣血也。西医云心为血之渠，脉为血之沟，合二者而参考之，其宗旨亦适相符。然西医每谓脉之源发于心，故其诊脉多根据心脏而言，拘执于形质之末，此正西医之缺点也。不思心不能自动，必赖肺之呼吸以推动之，而后血脉得以周流无滞，故曰一呼一吸，脉来四至。心虽能运血，必赖肺之呼吸，引天气以化血中之秽气，而后脉得以运血于周身。我国医学说每云气者血之帅，又云血脱宜益气，可见脉之跳动，不专在于心也。

心体本虚，为血所聚，因纵隔分为左、右二部。左曰左心，自肺受血，输之于身体，故亦曰身体心，为肺中鲜红血之归宿处，全身鲜红血之发源地。右曰右心，自身体受血输之于肺，故亦曰肺心，为全身暗赤血之归宿处，肺中暗赤血之发源地。二心各属一系，绝不相交通。

左右二心，又各以横隔分为上、下二部，上曰房，其壁薄，自静脉受血者也。下曰室，壁较厚，输血于动脉者也。房室之间，有孔曰房室孔，亦曰静脉孔，乃血自房入室之通路也。房室孔有瓣，以司启闭，防血之逆流也。

右房大，在心基右半部，为全身暗赤血之归宿处。上壁与后壁各有孔，以通上下二大静脉，即全身暗赤血之输入口。下壁有右房室孔以通右室，即右房暗赤血之输出口。左房较小，在心基左半部，为肺中鲜红血之归宿处。后壁上部有四孔，以通肺静脉，即肺中鲜红血之输入口。下壁有左房室孔以通左室，即左房鲜红血之输出口。

右室在右房之下，形扁圆，壁较薄，自右房室孔，受暗赤血于右房。因肺动脉口，输之于肺动脉，实肺中暗赤血之发源地也。左室在左房之下，形如圆锥，其壁厚，自左房室孔，受鲜红血于左房，因大动脉孔，输之于大动脉，实全身鲜红血之发源地也。右房室孔之瓣，分裂为三，曰三尖瓣。左房室孔之瓣，分裂为二，曰二尖瓣，亦曰僧帽瓣。常悬垂室中，及室收缩，则向房室孔紧闭,防血逆流于房也。

脉管之分歧

脉之枝,恰如树,千歧万别,散布全身,无所不至。但各枝多互相交通,以防血行之异常,枝之末段皆网状连络,以供血液之还流。

脉分动脉、静脉者,以发血管距心脏近,其中血液受心之压力而来搏动,故名动脉。回血管距心脏远,其中血液平等徐行,不起搏动,故名静脉。动脉皆在深部,为筋肉所掩蔽,故其搏动不可触知,其中惟二三部露出于皮下,可触知脉搏而已。静脉有浅深二种:深静脉,多与动脉并行;浅静脉,则独行于皮下,如露出于头颈躯干、四肢皮肤之紫筋,即浅静脉也。

统观以上数条,左曰左心,自肺受血;右曰右心,自身体受血以输于肺。由肺来者为鲜血,由身体来者为赤血,其由肺归宿于心则一也。血既由肺与身体为之运输,以催进心脏之动作,故察脉者,不徒能察心肺之病,即周身之病,亦有时而发见于脉。况我国脉书大率由无数名医经验而得,在察病时扼重要之位置,彼习洋派医者竟以脉书为不足信,夫岂其然?

血自左室出发,入大动脉,经毛细血管过静脉,归右房,通右静脉孔入右室,是谓全身循环。再自右室出发,入肺动脉,经肺毛细管过肺静脉,归左房,通左静脉孔,入左室,是为肺循环。每一循环,约需时二十三秒,大约脉二十七至,则血循环一周。

心动则脉动,其动数每随年龄、男女、呼吸、饮食、筋肉运动、精神感动、体温升降而有异。但壮年静息时,平均一分钟约七十二搏。

因形气以定诊

按西说,脉数常随身体之动静而变化,不但身体运动则脉数加多,即身体变位置,脉数亦变化。如平卧时脉数减少,端坐时与起立时,脉数增加是,重病后及恢复期尤著。有仅使患者起坐于床褥,即见脉数甚加多者。故计脉以仰卧为最宜,是说也,亦足资以参考。不思平人起立,脉数当无甚异,以形气和也。若久病气血已虚,一动作则气升,而血脉之跳动转急。西人论脉,恒以疾徐为断,而所以然之理,未甚分晓,以此见其诊法之疏。

按西说,又云身长增则脉数随而减,故矮人之脉数比伟人多。是说也据之实验。间或有之,因其心力跳动之远近有不同故也。不思肥盛人气血多滞，矮小者气血多热，故脉之迟速有增减之分。究之，仅根据迟速以言脉，与我国诊法之以神不以迹者，大相悬绝。我国亦有依形气以定诊之说，以肥盛之人，气居于表，六脉常带浮洪；瘦小之人，气敛于中，六脉常带沉数。二者虽殊，而劳力之人则脉恒大而洪数，劳心之人则脉恒小而和缓，尤当有别。若夫性急之人，五至方为平脉；性缓之人，四至便作热论。北方之人，每见实强；南方之人，恒多软弱。少壮之脉多圆润，老年之脉多弦劲，远行之脉必疾，久饥之脉必空。室女尼姑之脉多濡弱，婴儿之脉常七至。经曰：形气相得者生，参伍不调者死，其可不察于此乎。

凭胃气以定诊

西人察脉，但据心力之跳动以为凭，以动脉只关心也。我国论脉，则全以胃气为本，溯脉之原也。夫脉出于心，我国并非不知，而何必以胃气为本？良以脉者血脉也，饮食入胃，散精于肝，输精于肺，以化血而入心，则胃气为生血之原，亦即为察脉之原。故脉贵于和缓，以和缓乃胃气，六部中无一刻可离者。缓而和匀，不疾不徐，不大不小，不浮不沉，意思欣欣，悠悠扬扬，虽以名状者，此胃气脉也。脉贵有神，贵此胃气耳。故缓非病脉，必缓中有兼见之脉，方可谓病，如缓而大，缓而细者是。余可类推。

就脉形以定诊

我国脉书，以八脉为大纲，浮沉迟数，滑涩大小是也。而西人亦有八脉，曰数迟，指脉流薄疾，来去极慢而言；曰疾徐，指往来流利，往来艰涩而言；曰大小，指洪细而言；曰硬软，指实弱而言。与我国言脉形，无何等之差别，但主病则有不同，兹详列如下：

数脉迟脉

西医云健康之体，其脉搏一分时七十二至，若多至八九十至，即数脉；少至五六十至，即迟脉。此与我国言一息六至、一息三至大概相类。其谓迟数，关于心脏运动机，运动机兴奋，则心动数增进而起数脉；运动机衰弱，则心动减少而现迟脉。此与我国言数为热，迟为虚亦相等。

数脉之原因

(一)热病者,体温上升与脉数加多一致并行。据黎氏说:大人体温升一度,脉搏增八至。因鼓舞神经中枢(即交感神经),与心壁筋质俱受热血之刺激而兴奋。故心动加速,大抵一分时百至示中热,百一十至示高热。故医者检脉之数可卜热度高低。间有达百二十至以上者,常为不良之征。但小儿热病时,脉数增至百五十至以上,尚不见小儿之危殆,因其生理之脉,原比大人为多也。热病时加以催进脉数之诸因(如肢体运动、精神激动、心脏病变等),则脉益数,遂与热度失平衡,如肠窒扶斯并发肺炎时脉极数是。热病时加以减退脉数之诸因,则脉似近于迟;如热病并发脑膜炎时,则脉不数是。肠窒扶斯之脉数,其温度稍少,温度升至三十九度以上,脉数不过百至内外。猩红热,则脉数比温度加多,每达百二十至,至百五十至,恒起心脏衰弱之虞。视此则知热病心动之加速,除热血刺激外,细菌毒素之作用亦与有力。

(二)贫血者、心脏病者、重病之恢复期者,殆因心脏或延髓之兴奋异常,故微受诱因(如消化、饮食、动作、身体、触动、精神等),即心动增数而起数脉。

(三)神经质者、神经衰弱者,其身体稍运动,精神稍感触,则心动增速。殆因心经之兴奋性亢进。

(四)心脏病之末期(如心筋炎、心筋衰弱、心瓣膜病之代机制障碍等),及热病之虚脱时,因心脏麻痹,或全身动脉迟缓,而血压下降,则脑动脉血压亦下降。于是迷走神经中枢之刺激衰,而鼓舞神经之脑端极奋兴,遂增心动而起数脉。

(五)胃肠病及腹膜炎,因刺激反射,使心动加速,一分时脉数至一百二十至乃至一百四十至,小而且软。

璜按:西医言脉,概根据心脏跳动以为标准。其言数脉,由于热血之刺激而奋兴,与我国脉书之以数为热者,大旨亦同。其言贫血,一受诱因,即心动增速而起数脉。此则血虚气盛之故,血不足配气,故动作则气升而脉急。神经性之心筋易于奋兴者,亦我国遇劳阳升之症。西医知其然,而不知其所以然也。惟心脏病末期及热病虚脱时,往往脉数增加。此乃由心脏失其调节,我国旧说谓之邪盛正虚,西说则从实质处体验而来,亦足为参考之资料。然以为得诊脉之玄机,则未也。兹再将我国之言数脉者列后,数脉五至六至,凡急疾紧促之属,皆其类也,为寒热,为虚劳,为外邪,为痈疡。滑数洪数者多热，涩数细数者多寒，暴数者多外邪，久数者必虚损。数脉有阴有阳，今后世相传，皆以数为热脉。及详考《内经》，则但曰诸急者多寒，缓者多热，滑者阳气盛，微者热，曰粗大者，阴不足阳有余，为热中也。曰缓而滑者为热中。舍此之外，并无以数言热者。而迟冷数热之说乃出自《难经》，云数以为热，迟则为寒。举世皆宗是说，不知数热之说，大有谬误。试观内热、伏火等症，脉反不数，而惟洪滑有力，如经文所言者是。数脉之辨，大约有八，此义失真，相传遗害，弗胜纪矣。兹列要如下，诸所未尽，可以类推。

（一）外邪有数脉。凡寒邪外感，脉必暴见紧数。然初感便数者，原未传经，热自何来？所以只宜温散。即或传经日久，但必数而滑实，方可言热。若数而无力者，到底仍是阴证，只宜温中。此外感之数，不可尽以为热也。若概用寒凉，无不杀人。

（二）虚损有数脉。凡患阳虚而数者，脉必数而无力，或兼细小而证见虚寒。此则温之且不暇，尚堪作热治乎。又有阴虚而数者，脉必数而从滑，虽有烦热诸证，亦宜慎用寒凉。若但清火，必至脾泄而败，且凡患虚损者，脉无不数。数脉之病，惟损最多，愈虚则愈数，愈数则愈危，岂数皆热病乎？若以虚数作热数，万无不败者矣。

（三）疟疾有数脉。凡疟作之时，脉必紧数；疟止之时，脉必和缓。岂作即有火，而止即无火乎？且火在人身，无则无矣，有则无止时也。能作能止者，惟寒邪之进退耳。真火真热则不然也。此疟疾之数，故不可尽以为热。

（四）痢疾有数脉。凡痢疾之作，率由于寒湿热内伤，故脉恒数。其病久脾肾俱损，亦或脉数，但兼弦涩细弱者，总皆虚数，非热数也。悉宜温补命门，百不失一。其有形证多火，年力强壮者，方可以热数论治，然必见洪滑实数之脉，方是其证。

（五）痈疡有数脉。凡数脉身无热，而反恶寒饮食如常，或身有热而得汗不解者，即痈疽之侯也。然疮疡之发，有阴有阳，可攻可补，亦不得尽以脉数者为热证。

（六）痘疹有数脉。以邪毒未达也，达则不数矣。此当以虚实大小分阴阳，亦不得以数为热脉。

（七）症癖有数脉。凡胁腹之下，有块如盘者，以积滞不行，脉必见数。若积久成疳，阳明壅滞，而致口臭牙疳发热等证者，乃宜清胃清火。如无火证而脉见细数者，亦不得认以为热。

（八）胎孕有数脉。以冲任气阻，所以脉数，本非火也。此当以强弱分寒热，不可因其脉数，而执黄芩汤为圣药也。

按以上数脉诸症，凡邪盛者多数脉，虚盛有火者亦多数脉，则其是热非热，从可知矣。

璜按：《难经》迟寒数热之说，言常法也。景岳言“内热伏火，闭塞太甚，脉反不数”，言变法也。杨栗山《寒温条辨》阐发颇详，确有是症。张寿颐补出热闭致脉形窒滞，意义较足，但驳数而无力为阴症之非，并举陆九芝[①]说以正景岳之误，于理欠圆。夫精于医者，必脉症互参，方为周至。数而无力，固有热症，究竟必有他热候可凭。然据西说神经衰弱者，稍感触则心动甚速，心脏病之末期亦起数脉，自不能确断为温中之失。至痢疾湿热凝滞，居大多数。然璜治虚寒痢，有用真武汤、理中汤而奏效如神者，似未可谓其百不得一，仅执苦寒荡涤一法，以锢蔽后人耳目也。

迟 脉

脉来迟缓者即迟脉，于下列状态见之：

（一）脂肪心及心筋炎，因心筋破坏，动作减少。或由发生二病之冠状动脉硬变，其脉至数锐减，一分钟不过三十至或四十至，或有减至每分钟八至者。

（二）大动脉口狭窄，在本症脉搏数虽减少，大约以六十至为准。

（三）窒息时常见迟脉，是因肺之换气障碍，血中酸素减少，碳酸增加，延髓迷走神经受其刺激而然。

（四）心机增剧，见诸急性肾炎，尤以猩红热性肾炎为甚。是时左室每至肥大。

（五）大出血后动脉血压猝然下降，脉数甚减少。

（六）下腹脏器疼痛性病，如胃溃疡、铅毒、疝痛之类，尤易著明。

（七）肝发黄疸，因胆汁酸入血中，侵害心脏，使其作用微弱，脉搏缓迟，一分钟仅四五十至。

（八）肠室扶斯胃肠炎、麻疹实扶的里、格鲁布性肺炎等，有时现迟脉，是因心筋受传染病毒之作用而发炎变性。

（九）增加脑压、脑膜炎、脑肿疡、脑水肿、脑出血等，因内脑压增高，刺激该神经之疾患，遂见迟脉。迨压迫久而迷走神经麻痹，则见数脉。

（十）急性传染病之分铲期（如肺炎分利期），因传染病毒侵害心脏或迷

① 陆九芝：陆懋修，字九芝，清代医家，著《世补斋医书》等六种。

走神经，遂见迟脉。

（十一）急性关节炎，亦有见迟脉者。

（十二）高年者虽心脏无著明疾病，而脉搏有时减少。又当极饿时（食道狭窄、贲门狭窄），有减至四十八至以下者。

璜按：此节西医言迟脉，凡肺病、肾病、黄疸病、胃肠病、脑肿疡、关节病，无不发见于迟脉之内，即无非由心筋之扰害而来。可见心为一身之主，运血于周身，无处不到，故周身之病状，亦时常发见于脉。洋派医每讥国医谓脉仅一条血管，何能分寸关尺以察周身之病，何以此章凡心肺胃肠肝肾等病，在迟脉中已应有尽有？可见彼国论脉，仅能审察形体，而未能于神气中求之，迹似精而实粗也。今以我国脉症互参之法絜之，较为确切有据。仲景云：脉迟微恶寒而汗出多者，为表未解。脉迟头眩腹满者，不可下。阳明病，脉迟有力，汗出不恶寒，身重喘满，潮热便硬，手足濈然汗出者，为外欲解，可攻其里。又太阳病脉浮，因误下而变迟，膈内拒按者为结胸。此皆热邪内结之明验也。程郊倩[①]云：迟脉亦有邪聚热结，肠满胃实，阻住经隧而然者。今验有症瘕、痃癖、壅遏隧道而见迟脉者，是杂病亦不可概以为寒也。总之，察脉仅诊法之一，必以病证互参，方可定断。惟言其常法，则迟脉多属心脏之气不充。郭元峰[②]《脉如》云：迟脉多属虚寒，浮迟表寒，沉迟里寒，迟涩血病，迟滑气病，有力冷痛，迟兼滑大，风痰顽痹，迟兼细小，真阳亏损，皆主阳虚阴盛之证。此外，更有如迟之脉，凡伤寒初解，遗热未清，经脉未充，胃气未复，必脉见迟滑或迟缓，惟当清养滋液，以善其后，临证者不可不知。

疾脉徐脉

疾脉，即紧脉、滑脉，往来流利。

徐脉，即缓脉、涩脉，往来艰涩。

一分时内脉数无变化，惟觉脉搏感于指极速者曰疾脉，感于指极徐者曰徐脉，是关于动脉缩张之速力。盖心之收缩虽强而血量不增，于是血液通过动脉急速而动脉之缩张亦速，遂现疾脉。故检脉可以知动脉缩张之缓急。

疾脉之起，其病如下：

（一）大动脉瓣不全闭者，因左室肥大，以强力射出血液于动脉，故动脉

① 程郊倩：清代新安县人，字郊倩，著有《伤寒论后条辨》。

② 郭元峰：名治，元峰为其字，广东南海人。清代医家，著《脉如》《伤寒论》等书。

之膨胀强且速。既射出之血液，一分直达毛细血管，一分以瓣膜不全闭，速逆流于左室，故动脉内血量顿减而速收缩，遂起疾脉。

（二）渗出性心囊炎者，因心腔狭窄血流迅速，故起疾脉。

（三）热浴后、稀血病（拔设度乌氏病）、脚气等因动脉管壁弛缓，亦起疾脉。

徐脉之起，其病如下：

（一）大动脉口狭窄者因血液入口不易，流通又缓，故动脉之缩张亦缓，遂起徐脉。或曰大动脉口狭窄者，因心冠动脉亦乏血液，故起徐脉。

（二）动脉硬化者，因动脉之弹力减少，抵抗增加，而缩张缓徐，遂起徐脉。

（三）铅毒疝痛者，因动脉紧张，缩张缓慢，亦起徐脉。

（四）黄疸者，因胆汁酸侵害心脏，使心动迟徐，故起徐脉。

璜按：西医所谓疾脉者，以搏动较强而言，故云脚气或热浴后，亦可见疾脉，以其动脉管强劲，而膨肿甚速也。谓之动脉管较动较速则可，谓疾脉即紧脉、滑脉即不可。观李中梓"诊脉法象"云："急为急疾，数之至极，七至八至，脉流薄疾。"其主病又云："疾为阳极，阴气欲竭，脉号难经，虚魂将绝，渐进渐疾，旦夕殒灭。"是病见疾脉，已法不在治。紧脉滑脉，断不致如此危重，自不得以紧滑二脉与疾脉混同立论。且曰疾曰极，惟伤寒热极，方见此脉，非他疾所恒有。若痨瘵虚惫，亦或见之，总是阴髓下竭，阳先上亢之症，呼吸短气，至此而极。夫人之生死由乎气，而气之紧散由乎血，凡残喘之尚延者，只凭此一线之气未绝耳。一息八至，气已将脱，病至此，药石殆将无灵。西医仅主动脉急于收缩，谓之疾脉，且谓血液自肥大之左心室，以强力射出于动脉内，故见此疾脉。此乃仅指大动脉瓣之一症而言，与我国之言疾脉者不同，最宜分别。

西医以徐脉谓即缓脉、涩脉，以徐脉为涩脉是矣，谓徐脉即缓脉，则不合。夫缓脉即宽舒和缓之象，乃无病脉之谓也，古人谓之胃气。本《大易》[①]"至哉坤元，万物资生"之义以立说，为诊察病症生死，最有价值之名词。习西医者，不知此理，妄以徐脉当之，误矣。若其以徐脉为涩脉，则确定不易。西说云"心冠动脉乏血液则见徐脉"，此与我国脉书所言"涩为血少"，大旨相符。且其言动脉徐徐扩张，徐脉收缩，亦即我国言"如轻刀刮竹，阻滞不滑"之意。在西医诊此脉，以为动脉硬变，老人尤然，而我国则以为不论男妇，凡

① 《大易》：即《周易》。

尺中沉涩，必艰于嗣。血少精伤之确证也。如怀子而得涩脉，则血不足以养胎；如无孕而得涩脉，将有阴衰髓竭之虞。大抵一切世间之物，濡润者则必滑，枯槁者则必涩，故谓滑为痰饮，涩主阴衰，理有固然，无可疑者。

大脉小脉

大脉即洪脉，小脉即微脉、细脉。

脉管搏动之面积广者，曰大脉；面积狭窄者，曰小脉。其原因有三：

（一）关于心机之强弱。盖心机强，则射出之血量多而脉搏大，如左心室肥大者，起大脉是。然大动脉口狭窄者，左室虽肥大，不起大脉，因射出之血量少也。

（二）关于脉管之广大者，起大脉；脉管狭窄小者，起小脉。在健体已甚不同。

（三）关于动脉系内血量之多寡。盖血量多，则脉管扩张大而起大脉，如多血证及大动脉瓣不全闭之脉搏强大是。血量少，则脉管之扩张小而脉搏亦小，如心力衰弱者、贫血剧度者，僧帽瓣口或大动脉口狭窄者，俱起小脉是。故检脉可以知血量之多寡。

脉搏甚小者，曰丝状脉；脉波极细，惟觉动脉壁微震动者，曰微震脉；脉搏极小，不能触知者，曰不感脉。是皆死征，为濒死时心力极衰弱者见之。

璜按：大脉似洪不是洪，即小脉亦不专指微细。西说拘于脉管之广狭大小，非诊法之善者也。彼谓脉管之广狭，及动脉系内血量多则起大脉，贫血甚则起小脉，似专指血量多寡而言，而考之《素问·脉要精微论》，明云大为病进。又云细则气少，似不能以“脉管广狭”四字抹煞一切。我国于大小二脉多兼言气，《病能篇》云：肺气盛则脉大，《调经论》云：血气与邪并客于分腠之间，其脉坚大。又云：厥气上逆，寒气客胸中，则血凝泣，其脉盛大以涩。经云：脉大者气血俱多，脉小者气血皆少。《玉机藏论》云：脉细皮寒气少。《三部九候论》云：形盛脉细，少气不足以息者危。《甲乙·病形脉诊篇》云：形充而脉小，以弱者气衰。《灵枢·论疾诊尺篇》云：尺肤寒，其脉小者泄，少气。时脉有乍大乍小者，岂动脉管忽而充血，忽而贫血乎？须知血管之有动脉，虽由心房逼血行于周身，而究其跳动之原因，则人身之真气为之。从知人之生活，一口气耳。气离则死，彼其心房之血，不犹然存在乎？而何以气脱，则脉之跳动亦与之俱停乎？故知脉之大小，虽有充血、贫血之分，而实由于气之奋迅与不奋迅之别。大为病进，邪气盛也。阳明躁实坚之症，脉多洪大而实，一用下法，脉遂小而和缓，正气复也。小弱而涩，胃气不足之征也；小而久按有力，实热固结。由于正气不充，不能鼓热外出也。大法如是，尚有未尽之旨，再考余《中西脉学讲义》[①]自明。

硬脉软脉

硬脉即坚实脉，软脉即虚弱脉。

脉搏非强力不能压止者，曰硬脉。用微力得以压止者，曰软脉。是关于心力之强弱而动脉壁之紧张，亦与有力也。盖心力强，则动脉之血压高而脉硬；心力弱，则动脉之血压低而脉软。故检脉可以察动脉中血压之高低。

硬脉之起，其病如下：

（一）左心室肥大者，因心力强盛，射出血量又加多，故现硬脉。

（二）大动脉瓣不全闭者，因左心室肥大，血量又加多，致动脉内血压亢进，故起硬脉。

（三）大动脉口狭窄者，动脉系内血量虽减，然因左心室肥大，以强力压血液入动脉，故脉搏小而硬。

（四）急性肾炎及肾脏萎缩兼心脏肥大者，一因动脉紧张，二因动脉内血压亢进，三因血管内膜发炎症，致脉搏硬固，恰如针条，曰针条脉。故熟练之医，一触桡骨动脉，即知本病之存在。

（五）动脉硬化者，因脉管硬固，缩张缓徐，故脉搏硬而徐。

（六）铅毒疝痛者，因动脉甚紧张，血压大亢进，故起硬脉。

（七）脑出血脑膜炎之初期，因血管运动神经受刺激，血压亢进，亦起硬脉。

软脉之起，其病如下：

（一）僧帽瓣口狭窄者，因动脉系内血量减少，故起软脉。

（二）身神过劳，心动过剧，心筋罹病者，因心脏衰弱，脉搏小而软。

（三）大出血，剧贫血者，因全身血量减少，亦起软脉。

瓒按：《素问》云脉实血实，此即西医硬脉中言“心力强盛，射出血量加多”之说也。《伤寒·平脉论》云诸软亡血，此即西医贫血失血亦起软脉之说也。据西说大动脉口狭窄，因左心室肥大，以强力压血液入动脉，故其脉搏小而硬。《素问·平人气象论》亦曰脉小实而坚者，病在内。以“心合脉，其

---

① 《中西脉学讲义》：私立厦门国医专门学校讲义之一种，吴瑞甫撰述，成书于1920年。

荣血”六字训之，可知《素问》与强力压血诸说，理义本自可通。但我国言脉，重神机而不重形质，与西洋脉学多有不同之点。今即以硬脉、软脉分别言之。

（一）硬脉即坚实之脉。据洋派医谓强力逼血入于血管，然据《素问·平人气象论》云：泄而脱血，脉实难治。《玉机真藏论》亦云脱血而脉实难治，谓其正气已衰，无和缓气之绝脉也。果心能以强力逼血入于脉管，何致难治？况《真脏论》且有脉实以坚，则病根深固而益甚乎？察脉之主于和缓，职此之由。

（二）《伤寒·阳明篇》：脉实者宜下之，又《劳复篇》：伤寒差后，脉沉实者，以下解之。是脉实又指实热而言。一用下法，而脉平热退，自不得以强力迫血之脉，混同立论。

（三）实脉主邪气盛满，坚劲有余。见此脉者，必有大邪大热，大积大聚。考《诊宗三昧》[①]云：实为中外壅满之象，《经》所谓邪气盛则实也。郭元峰《脉如》云：实主火热有余之症，或发狂谵语，或阳毒便结，或咽肿舌强，或脾热中满，或腹痛下利，宜先下之。痈疽脉实，尤宜急下，以邪气在里故也。此外又有如实之脉，久病得此，孤阳外脱，脉必见弦数滑实，故书云久病脉实者凶。

（四）《伤寒平脉法》云：诸软亡血。言柔软即血管空虚之候，与西说可以互证。

（五）软即濡也，《诊家枢要》云：濡为血气俱不足，为少血，为无血，为疲损，为自汗，为下冷，为痹。李频湖云：软主血虚，又主伤湿。得此脉者，每多胃阳不振。故石顽《诊宗三昧》云：濡为胃气不充之象，凡内伤虚劳泄泻，少食自汗，喘乏精伤，痿弱之人，其脉大率软而乏力。

统阅以上诊法，是洋派医以迟、数、疾、徐、大、小、硬、软为大纲，而按之我国，则以浮、沉、迟、数、滑、涩、大、小为大纲。究竟疾徐与迟数，无大分别，依我国脉法，则浮沉二脉尤占重要之部分。清钱斗保云：凡脉因部位而得名者，皆统于浮沉。以诊法原须有浮、中、沉三按也，西医以脉波计测脉，倘脉伏骨底，岂测量所能明了？即浮微而似蛛丝，指下尚觉难明，岂脉波计之曲线所能分晓？故知诊法中、西确有不同，而亦均有实验，均有异同得失之处，互相攻讦，甚无谓也。时贤周澄之[②]于脉义殊有体会，兹摘录之，以见我国脉

---

① 《诊宗三昧》：诊法类著作，清代医家张璐编撰，初刊于清康熙二十八年（1689 年）。

② 周澄之：即周学海，字澄之（健之），晚清著名医家。平生撰著颇多，有《脉学四种》《脉义简摩》《脉简补义》《诊家直诀》等。

法之精。

周澄之《脉义·灵枢邪气脏腑病形篇》,以缓急大小滑涩为提纲,而以微甚纬之,实开千古诊脉之奥。后世有仅以浮沉迟数分纲者,终嫌漏而不备。余拟合此二者之十字为一,而仍以微甚为纬,则但于十字之中,错综离合,而于二十八脉之形状了然矣。然此特详析其形状,犹不足尽脉之玄妙。滑伯仁[①]谓必须识得上、下、去、来、至、止六字,则脉法之妙蕴也。辨脉之理,先讲位、数、形、势四字,则于百脉无所不该,即无二十八脉之名,亦无不可。位者,浮、沉、长、短也;数者,迟、数也;形者,虚、实、弦、滑也;势者,则上、下、去、来、至、止也。以此位、数、形、势四者为经,更纬之以微、甚、兼、独四字,则百病之寒热虚实,今从此八字中分合贯串,而无遁形矣。指到脉上,即点识其孰沉孰浮。在寸在尺,继调其息,即辨其或迟或速。继察其体,即了然于虚实长短滑涩。审此三者,指下已有定象,乃就此定象,再审其或微或甚,及独见一脉,兼见何脉,再细玩其上下起伏之盛衰,动止之躁静,去来之形势,而真象无不显然矣。

失调脉及不整脉

计分乍大乍小及结、促、代四种。

乍大乍小之脉,神经性病及热病日久,有碍及心脏者恒见之。西说谓心脏衰弱,故脉息不调是也。此外,有一二休息时不能触知者,谓之结代脉。心脏收缩,刻期间歇者,谓之间歇脉。在我国则谓促为热,结为积,代为本脏不至,他藏代至,与西说所谓交换脉者,意义略同。

---

① 滑伯仁:即滑寿,字伯仁,晚号樱宁生。元代医学家,著《读素问钞》《难经本义》《十四经发挥》等。

第十五章　察　目

目白睛黄，有贫血湿热一种。贫血者必淡黄，金黄色者，黄疸也。眼胞忽陷，目睛直视，豫后必难治，因目之神机已夺也。开目欲见人，属阳；闭目不欲见人，属阴。目睛不明，神水已竭，不能照物者，亦难治也。凡目精明能识见者可治，睛昏不识人，或反目上视，或瞪目直视，或目黯正圆，或戴眼[①]反折，或眼胞陷下，睛昏而不识人者，皆不治也。凡目中不了了，睛不和，热甚于内也。凡目疼痛者，属阳明热；目赤者，亦热甚也。目瞑者，必将衄血也。白睛黄者，将发身黄也。凡病欲愈者，目皆黄也。

凡治病须察两目，或赤或黄，赤者为阳证。凡目色清白，而无昏冒闪烁之意者，必非火证，不可轻用寒凉。眼眵[②]多结者，必因有火。盖凡有火之候，目必多液。液干而凝，所以为眵，即如肺热甚，则鼻涕出而多；目为热迫，则多眵。亦其类也。

目者，至阴也，五脏之精华所聚，热则昏暗，水足则明察秋毫，如常而瞭瞭者，邪未传里也。若赤若黄，邪已入里矣。若昏暗不明，乃邪热居内烧灼，肾水枯涸。故目无精华，不能朗照，一用下法，热去则目清矣。

---

① 戴眼：瞪眼仰视。

② 眵：俗称“眼屎”，亦称“眵目糊”。

第十六章 看舌看齿大法

古时分望、闻、问、切，无所谓看舌法也。杜清碧[①]分三十六舌，张石顽《舌鉴》[②]绘图至百二十舌，分析愈多，愈难得执简取繁之法。至叶天士诊舌，别有不传之妙。其论温邪初起，舌白而燥者，肺阴亡也；舌中心绛干者，心胃火燔也；舌白如粉者，热据上焦也；舌黄黑者，热据中焦也；舌尖红绛者，心营暗炽也；舌中心焦黑者，肾阴涸，心胃火炽也；舌厚芒刺，断裂燥裂者，火炽血涸，欲成风痉也；舌干枯而短者，肾气竭也；舌生大红点者，热极生疳也；无苔而红绛者，热伤血分也；有苔而黄白者，热滞胃脘也。又白苔在杂症，是胃中积滞。白苔在温症，亦属积滞，兼有热邪。若热甚，一二日间多变黄黑，且舌白而尖渐红，口渐燥，其为热亦何疑？若无苔而舌白兼淡红者，方是虚寒，亦非温症所有。温症中舌尖红，多烦躁谵语，宜清心；若舌厚而燥，或黄或灰或黑，急下存阴；舌苔不厚而干，大剂救阴。初起舌白厚，病在气，宜宣通；病久黄厚，宜宣通血分；病久有苔而燥，泻积救阴；病久无苔而干，滋阴养液。有舌白而语谵者，病在肺胃，其舌必干；有舌红绛而语谵者，热在心营，舌灰舌黑，无不谵语。其不谵语，太阴证，非温症也。舌色紫，亦热传营分；舌干枯者，阴液竭也。若唇焦齿燥，肾水已枯，更难得效。杂症舌中心绛干，须清营热。若舌中心灰色，有津，须引火归原。若舌黄，味苦味酸，皆脾经有里，其脾虚者必口苦淡。大抵无苔而淡白者寒，无苔而红绛者热。淡白而干者，须桂附补命火，则津液蒸蒸上潮于肺，则津自生。不得以口干燥而用寒凉，以其与温症之舌干有别也。

---

① 杜清碧：即杜本，元代医家，著《敖氏伤寒金镜录》。此书成于1341年，是我国现存最早的舌诊专著。

② 《舌鉴》：书名全称为《伤寒舌鉴》。为清代医家张登（号石顽）撰述，成书于1668年。

第十七章　察气病

察气病(气虚证说本俞氏)

肺主宗气而运行周身,脾胃主中气而消化水谷,肾中、命门主藏元阳而统一身之元气。肺气虚者,气喘息促,时时自汗,喉燥音低,气少不能言。言而微,终日乃复言。中气虚者,四末微冷,腹胀时减,复如故。痛而喜按,按之则痛止。不欲食,食不能化,大便或溏或泻,肢冷微麻。元气虚者,虚阳上浮则咽痛声嘶,耳鸣虚聋,两颧嫩红,带白,头晕心悸,时或语塞涩,时或口角流涎。瞳神[①]时散时缩,时而下眼皮跳,时而眼睛发直。时而言无伦次,时而两手发战,时而手足发麻。时而筋惕肉瞤,时而睡卧自觉身重。时而心口一阵发空,气不接续。此皆病人平素气虚之证据。若偶感外邪,必先权衡其标本缓急,标急治标,本急治本,选和平切病之品,一使其病势渐减,一使其正气渐复。虽无速效,亦无流弊。

气实证

肺气实而上逆,则有胸痞、头眩、痰多、气壅等症,甚则喘不得卧,张口抬肩;胃气实而中满,则有嘈杂、懊侬、嗳腐、吐酸等症,甚则食不能进,呕吐呃逆;肠气实而不结,则有腹胀满、绕脐痛,大便燥结胶闭,或挟热下利,或热结旁流等症,甚则喘冒不得卧,潮热谵语;肝气实而上冲,则有头痛目眩,呕酸吐苦等[②]症,甚则消渴,气上冲心,心中痛热,横窜则有肢厥、筋挛、手足瘈疭等症,下急则有腹痛、便泄、里急后重等症。甚或男子睾丸疝疼,女子小腹肿痛、阴肿阴痛、带下崩中,其中必有痰热湿热、食滞郁结、伏火内风等因。治必先其所因,伏其所主,对症发药,药宜专精,直去其邪,以安其正。

---

① 瞳神:泛指瞳孔及目珠内各种组织。

② 等:原作“第”。

附:短气与喘气之别

短气者,气短而不能相续之谓,似喘而非喘,若有气上冲,而实非上冲也。喘者,张口抬肩、摇身滚肚之谓。气上冲者,里气时时上冲。短气有虚实之别:心腹满而短气,邪在里,谓实也;腹濡满而短气,邪在表,而作虚也。大概短气为实,《金匮要略》曰:短气不足以息者,实也。若夫喘病,则实症为多。《内经》云:诸病喘满皆属于热。河间亦云:病寒则气衰而息微,病热则气盛而粗大。华元化亦谓盛则为喘。以上诸说,皆属实论。其有脐气从脐下上奔而作喘者,乃肾虚不能纳气,大与实症有别。

第十八章　察血病

血虚证

心主血而藏神，虚则心烦不寐，精神衰弱，甚则五液干枯，夜热盗汗；脾统血而运液，虚则唇口燥烈，津不到咽，甚则血肉干枯，肌肤甲错；肝藏血而主筋，虚则血不养筋，筋惕肉瞤，甚则一身痉挛，手足瘈疭。至于两颧嫩红，唇淡面白，尤其血虚之显然者也。治必辨其因虚致病者，养血为先，或佐润燥清火，或佐熄风潜阳，随其病势而调之。若因病致虚者，去病为要，病去则虚者亦生，断不可骤进蛮补，补住其邪，致邪气流连而不去。

血实证

实者，瘀血、蓄血是也。瘀由渐积，蓄由猝成。瘀在腠理则乍寒乍热，瘀在肌肉则潮热盗汗，瘀在经络则身痛筋挛。瘀在三焦，上焦则胸膈肩膊刺痛，心里热，舌紫黯。中焦则脘腹串痛，腰脐间刺痛。瘀着下焦，则少腹胀满刺痛，大便自利而黑如漆色。至干化胀，成痨成膨，尤瘀之深重者也。惟蓄血由外邪搏击，如六淫时疫及犬咬蛇伤等因，皆能骤然蓄聚。《内经》所谓“蓄在上喜忘，蓄在下如狂”是也，皆当消瘀为主。轻者通络，重者破血，寒瘀温通，热瘀凉通，瘀化则新血自生。若妇人切须详察，恐孕在疑似之间。

气血皆虚证

凡呼吸微，语言懒，动作倦，饮食少，身洒浙，体枯瘠，头眩晕，面皖白，皆真虚纯虚之候。所谓气血两虚者是。

气血皆实证

有因本体素强者，有因外感邪盛者。本体素强者，病必少，即有病，必多表里俱实证，应发表则发表，应攻里则攻里。若外感邪盛，如皮热肺实，脉盛心实，腹胀脾实，闷瞀肝实，前后不通肾实，《内经》所谓五实是也。先其所急以泻之。

气虚血实证

有上虚而下实者，即血分伏热证。外证虽多似虚寒而口微渴，便微结，溺微赤，脉细数。治必先清其血络，灵其气机。其甚者，咽燥渴饮，五心烦热，溺小便结，又当救液以滋阴。有阴实而阳虚者，即阳陷入阴证，体重节痛，口苦舌干，夜热心烦，便溏溺数，症虽似湿盛阴胜，热结火炎，然洒洒[①]恶寒，惨惨[②]不乐，脉伏且牢。则为清阳不升，胃气虚陷之候。

气实血虚证

有脱血后而大动怒气者，必先调气以平肝，继则养血兼调气。有阴虚证而误服提补者，先救药误以消降之，继用甘凉救液以清滋之，尤必明其气血偏胜。调剂之，以归于平。

---

① 洒洒：连绵不绝。

② 惨惨：忧愁貌。

第十九章　触　诊

以手触诊者，需用指头，指尖之爪甲，务剪除净尽。迨至纯熟，自可使触神非常锐敏。就中于腹部之触诊，尤为重要。他如心尖搏动、上腹搏动、动脉搏动等，亦当各就其一定之运动机转，行触诊以检查其所在及广袤强弱。若欲诊察胸壁所传播之声音震颤，是否因病的而增强，或因病而减弱，与区别胸膜炎性摩擦音、干性啰音等异常之摩擦音，果属若何，均宜以掌心平贴该部以检查之。肝脾等脏器因病肥大，当使该病人为适意之体位，张口平静呼吸，且微引下肢向体，使腹部缓而不急，然后检查。倘肿疡不大，或腹多脂肪，或疼痛剧甚，致不能洞明者，非先用哥罗仿谟麻醉全身不可。设有肿疡之疑证，更当审视吸息时之形状并异动性。患腹水等，腹部潴蓄之游离液，宜以一手之掌心，平贴腹部之比侧，更用一手于他侧行短敲打法，此侧遂发生波动，触此手之掌心而知之。

第二十章 打 诊

不论何种物体，其中莫不含有空气，量有多少，故试叩击之，辄[①]发各种特别之音响。即瓶樽之类，充实者所发之音，与空虚者不同是也。吾人内部脏器，所含之空气，亦殊歧异，故打诊者，实足使吾人得明其状态也。

（一）空气含量各异之脏器有并列者，可由打诊而明定其界域。

（二）打诊某脏器而发之音，有异常之变化者，遂得确断其病的状态。

打诊有直接者、有间接者。直接者，经打身体之表面；间接者，打诊之际，间以手指或打诊板而打之。

打诊最简单、最佳良之法，莫若手指打诊。法以左手指紧贴病人身体之表面，以右手中指之第一关节，屈曲为直角形，在左手中指上精细敲打，则能发生音响。此法须就己之大腿上，预行练习娴熟，然后可改用槌子及打诊板。又打诊有一定之经界，该经界亦由微叩而确定之。

因打诊而得之音响，约如下：

（一）物不论为液体与固体，凡不含空气者，试叩击之，概发幽微之钝浊微响。

（二）凡含有空气者，试叩击之，概发巨大之清锐音响。于此两者之间，空气层之振动增大，则其音清亮；空气层之振动减少，则其音浑浊。浑浊者，谓之比较的（有关系者）浊音。其绝无空气者，则谓之绝对的浊音。清亮与比较的浊音，有系鼓性，有非鼓性。物体因叩击而振动空气，其周壁不甚紧张者，则所发之音，必为鼓性；周壁紧张过甚者，则所发之音，必非鼓性。

鼓音又有高低之别，该物体之空隙愈小，则鼓音亦愈高。别有一种，响如金属，多发于内壁滑泽之空洞中，此因高上音之偏胜故也。今试以打诊槌柄，叩紧贴胸部之打诊板以听之，即闻得一种之音响，有若鸣钟。

打诊健康之人，在上腿、颈项、脊柱诸部俱发浊音，在紧按体壁之心脏、肝脏、脾脏、肾脏诸部亦然。在诸脏器与体壁间，存有含空气性器官之部位，则生比较的浊音；在肺脏上，则现清亮之非鼓性音。在喉头、气管及胃肠间，

---

① 辄：原讹作“辙”。

则生鼓音。病的浊音者,乃固形体或液状体,排斥含有空气之器官,或仅空气,遂于该局部发生。病的音者,乃实性脏器为空气所排斥,遂于局部发生。至肺脏内异常清亮之鼓音,因肺脏弛缓,兼生异常之空洞而来。

第二十一章　听　诊

人身内部常发生正规音响，或病之种种音响。此音响中，如某种一定之啰音[①]及振水音，虽距离稍远，已能听之。余则必耳贴体壁，乃得有所闻。考音响之发生也，有种种之原因，或由于窜入空气之振动，或由于空气充塞，空洞中液体之运动，或由于膜及筋层之紧张，或由于粗糙面之互相摩擦。当呼吸之时，所生最主要之音响，约如下：

一、肺胞性呼吸音

此在健全呼吸所听得者，凡存有肺胞呼吸之处，皆有此音。若因病而此音废绝，则可断其肺胞呼吸之障碍。但肺胞呼吸者，仅吸息时听之，最为明显，颇似德语柔软之音。

二、气管支呼吸音

此音类似吹一种管时，所生空气流通之音。寻常多在喉头、气管及气管支上，若因病而肺胞呼吸废绝，仅存气管支呼吸，即能听之。呼息之时，较吸息时为显，尖锐而一如音。别有一种呼吸，为响鸣性，谓之发瓮性呼吸，似类吹气于空瓶口上所生之音，与金属性打诊音，依相同之状况而来。

三、声音之传播

空言之际，在健康之肺脏上，闻有呢喃之音。有病则此音遂或弱或强，如气管支闭塞，或肺脏为胸壁所压迫，其音即弱，肺组织稠密，其音即强。彼胸语及气管支声，皆此呢喃之音加强故也。更有所谓羊鸣声或称羊响者，则因肺脏之收缩不能完全而来。

---

① 啰音：呼吸音以外的附加音。

四、啰音——水泡音

气管支中如存有液体，或气泡破裂，或粘连之微细气管支壁猝然分离，皆发啰音。啰音有少有多，有干有湿，有有响性，有无响性，一视液体之种类（粘稠、粘液性、稀流性）与发音部之性质（大气管支、小气管支、空洞）而异。

五、胸膜炎性摩擦音

由胸膜上之沉积物所生也，若断若续，其音似革。

六、振荡音

此为有金属响之摇水音，胸膜腔中液体与空气并存，如浆液性气胸症。试握病人肩胛部而振摇之，即发有音。因血行而生之音响，有来自心脏与来自血管之别。在健康人之心脏，不论在何孔口，均得闻有二正音。盖当瓣膜猝然紧张之际，随发生两大动脉音（舒张期）及一僧帽瓣音，与一三尖瓣音（收缩期）也。僧帽瓣音与三尖瓣音之发生，系由大动脉传播而来，而心脏之筋音与有力焉。又当血管壁收缩之际，管壁紧张，大动脉与肺动脉上同时各发一正音，而各音（即两大动脉音、两肺动脉音、僧帽瓣音、三尖瓣音）之假节，又随紧张之差异而或弱或强，各瓣膜及前房之动作，同时亦随其程度之如何，而调节微有不整（分裂重复）。若瓣膜之动作障碍，各音即全然缺如，而生杂音于其间以代之。重言[①]以申明之，此瓣膜障害之心脏杂音，或由于狭窄孔口之压迫（瓣膜口狭窄），或由于经不整之路仍还流（瓣膜闭锁不全），致血流成异当之旋过而发为此音。在发此音之血流方向，最易传播其音响。但此杂音之性质种种不同，有如咽者，有如吹者，有若灌注者，有若磨刮者，有若喧噪者。何处何时（如收缩期、舒张期及收缩期前）杂音最强，为诊断上最重要之件，故必须检定之。此外尚有一种器质的杂音，谓之偶发之杂音。彼瓣膜虽无障害，而心筋之动作与血液之速度俱生障碍，为患贫血。发热诸症者，则发于收缩之时，其音一似细吹，或若微鸣，与上述之杂音，显有区别。又心囊叶上如有沉积物，则生心囊炎性摩擦音，其音粗糙，若断若续，视心内

① 重言：再次申说。

膜炎性摩擦音，听之较近。又锁骨下动脉及颈动脉之大血管上，得闻有同于大动脉之音。小血管上，以听诊器压紧听之，闻有舒张期杂音，压迫尤紧，得闻正音。若大动脉瓣有闭锁不全之病，则于血管上闻有异常之音。患贫血之病，则于颈静脉上闻有独乐之音，又若风鸣之续续。此盖因流行静脉中之血液，不能十分充盈，其不充分之静脉中，速度异度增加，遂发生此音也。在消化管中发生音响可以闻得者，第一咽下音，此时宜在食管末端之胃窝中，或脊柱之左后面，喉咽下之直后听之，即闻有一种音响，有如拍水。若患食道狭窄，即无此音。又在前面除第一咽下音外，尚闻有第二咽下音，是即发续之通过音也。乃因气泡之上行而来，肠音当瓦斯与液体并存之际，则因肠蠕动而发。蠕动机亢进者，该音必加多。胃中不论在寻常之时或有胃扩张之病，亦均有拍水之音，有腹膜炎性沉积物者，肠及肝脏之表面往往闻有腹膜炎性摩擦或轧轹音。

第二十二章　呼吸器之检查

鼻之形状，有因中隔之缺损而凹陷如鞍者，如梅毒性之鞍鼻是也。有鼻涕窒塞，鼻呼吸即起障碍，用口腔呼吸以代之者，如脑伤风、鼻肿疡是也。此种症状在睡中尤显，彼眠后鼾声如雷者，到天明口中必甚干燥，即其明证也。又呼吸困难者，每每以鼻翼呼吸。

以上检查，当注意其中隔之位置若何。如或屈曲，必发生呼吸困难之状，注意其有无疮疡，如患梅毒性穿孔、结核性肿胀与其他鼻甲介之肿胀及肥大是。注意其有无异常之干脂蓄积，如臭鼻兼恶臭是。他如发生衄血者，其鼻中隔每有一定之疮疡部分，其原因大都为萎黄病及重笃慢性之器质病、白血病等。

呼吸器疾患之既往症

肺脏及肋膜之疾患，在既往症中最宜注意者，即结核之遗传。小儿时之瘰疬，往日血痰之有无结核性，骨质及关节疾患，石工、铜工、排字工等之职业是也。诊查呼吸病，宜注意以下诸项。在鼻疾患为鼻液分泌增加，鼻呼吸之障害衄血及喷嚏之有无；在喉头疾患，为声音之嘶嗄或无发声症，及喉头部之辛刺瘙痒感觉，并有无疼痛诸病，其他呼吸困难等是也。

（一）咳嗽为呼吸器痰患重要之病候。

（二）由鼻、喉头、气管、气管支疾患而来。

（三）肋膜疾患而能起咳嗽。

（四）因咽头、食道、胃、肝脏、脾脏等之疾患，而发咳嗽者亦有之。然疾患仅在于肺胞者，则断无咳嗽。咳嗽之状态，亦诊断中所最要者，再分类如下：

（甲）咳嗽之状态[①]及频疏

短小之咳嗽，相继而发，谓之小咳。在肺病之初期恒有之。其有于发作

① 态：原作“慈”。

性者，须候肺空洞之刺戟消失，乃可停止。清早较甚者，缘肺中之分泌物，潴留多量，遂发为剧甚之咳嗽。至分泌物尽行咯出，其咳乃止。更有多数之咳嗽相踵频发，每咳时，呕吐并至，在疫咳常多此候。而由于胃阴不足者，亦居多数，故又名之为胃阴咳。

（乙）咳嗽之声容

咳嗽之声音坚结，与清高相反者，恒由肺燥与喉头之疾患而来。其咳嗽而至失声者，则为痰热阻塞声带麻痹之特征。

（丙）咯痰与咳嗽之关系

由咯痰而分咳嗽之干性、湿性二种。干性咳嗽绝不咯痰，或痰甚少。咯出困难之时，多见出喉头疾患。或气管、气管肋膜发肿而来，由于肺尖肿痛者，有时亦甚显著。湿性咳嗽，每发出多量之粘痰，于寻常肺脏疾患，及其他湿性气管支疾患见之。

（丁）咯痰因鼻及喉头之疾患而咯出粘痰者，恒由伤风而来。由咳嗽而咯出者，每由气管支疾患及由肺脏空洞而来。

（戊）胸痛

此则咳嗽中自觉之症状，凡由胸筋、肋骨及肋膜等疾患者，恒于胸侧发穿刺性之疼痛。肺脏虽非唤起疼痛者，然多并发肋膜疾患，故亦往往有胸痛之发生。

（己）呼吸困难

此症有自觉与他觉之别。自觉的呼吸困难，由于患者自行感觉；他觉的呼吸困难，由医师就其脉症及器官，切实诊查证明之。然凡呼吸困难，每在运动时或安静时发见，故当问诊之际，宜注意其发生之状态。

第二十三章　血行器之诊查

解剖之要领，心脏为多。肉性之空洞筋，包以心囊，斜倍于横膈膜上，三分之二在体之左半，三分之一在体之右半，自第二肋骨附着部之下缘，达于第六肋软骨之上缘。其大部分为肺之正中缘所覆，仅小部分直触胸壁左侧为胸骨，及第四至第六肋骨间腔所包裹。其正触之处，正左肺之心脏截痕也。心脏之基底与发源于此之大血管，同占右上部。心尖在左侧下部，距乳线稍内处，而位于第五肋骨间腔。

血液之循环

血液为红色而温热之液体，以显微镜检之，则见有无色透明之液体，是谓血浆。血浆内有无数小球，其红色者为红血球。血液流出体外后，稍久即凝结为赤褐色之凝块，并分出带黄色之透明液体，此液体称为血清，凝块称为血饼。血清乃血浆中不凝固者，血饼为血浆中所含之纤维素包裹赤血球及白血球而成者。血液在血管中流行不绝之故，由肺之呼吸推荡而来，而心脏之搏动即由此起。当心脏收缩时，逼出左心室之血液，排开半月瓣，而注射于大动脉中，流行跳跃，血管即因之而跳动。在动脉线近皮肤之处，其跳动之势，可扪而知之，即所谓脉搏也。血液经过微血管后，其流势已缓，故在静脉中不复搏动，缓缓回入右心耳。于心脏扩张时，过三尖瓣入右心室而成大环。右心室之血液，复因心脏之收缩，排开半月瓣，而注射于肺动脉，经过肺脏微血管入肺静脉而入左心耳，于心脏扩张时，入左心室而成肺循环。

血行之障害。瓣膜如起障害，余皆同起障害。故前房或心室，势必萎弱。迨该部分既已扩张，不复能胜血行之壅滞，于是动脉中之血液缺少，静脉中之血液，自不得不充盈。以肺脏言，肺中之血行既缓，仅过少之血液，为动脉性血液中之酸素缺乏，又不能尽驱其碳酸，血液大半为静脉性，则终必呼吸困难，口唇青蓝。静脉中郁滞之血液，不能十分注泻于毛细管及淋巴管道，故组织空隙中，亦有血性之液体蓄积，其症状始仅下部肿胀，后乃波及体腔中或全身。此外，如肝脏亦发肿胀，肾脏则患郁血肾，而减少尿之分泌。

此皆血行障害之特征也。病者之主诉,最当心者为心悸亢进、心窝苦闷、心脏部疼痛、呼吸困难、下肢浮肿、利尿减少等症。

心悸亢进,不独由心脏疾患而来,于呼吸器疾患亦有发现者,然要以发于心脏疾患者为最甚。其病状或由身体劳动而见,至安睡时即消失,或在极安静时及就褥中亦见之。

心窝苦闷。心脏疼痛俱起于各种之心脏疾患,而最著明者,即见于心胸狭窄之症。此际病人,其心脏部必诉发作性之疼痛,多放散于左膊。至心胸狭窄症,恒发于心脏动脉硬化症、大动脉瓣障害、大动脉瘤。又有为脉管神经衰弱症之一症候者,故特谓之神经衰弱性。心胸狭窄症。

呼吸困难,为呼吸气疾患之特征。其由心脏疾患而来者,则谓之心脏性喘息,是盖成于左心室之肥大扩张,又伴以脉搏之频数及软弱,而气管支病状大都无之。此其所以异于呼吸器病也。

下肢浮肿,多起于足踝,渐次进行于上方,侵及手膊而达于颜面。是即消失心脏机能之他偿机能之一征也。

利尿减少,其原因与浮肿同。时为中等度之蛋白尿郁血症状,既久遂有并发肾脏炎者。

喉头及气管

喉头有病,每见呼吸障碍、咽下障碍、发声障碍等症状。因喉头狭窄而起之呼吸困难,喉头必营极大之呼吸运动,头向后仰。因气管狭窄而起之呼吸困难,喉头静止,头向前屈,即如声带肿疡、声门筋痉挛及吸息时扩大声门之筋麻痹,必致呼吸窒息。又喉头呼吸困难,吸气时必有一种极大之笛音同时发生。此外,如因喉生假膜蓄积而起之狭窄及声门水肿,亦有以上之症状。

呼吸度数

呼吸度数,成人健康者,每一分钟十六或十八,至妇人较多十八至二十。小儿更多,初生儿平均可真四十四,至五岁者算至二十六至。一呼吸间之脉搏数中均为四至,而呼吸度数坐立之际,每多于平卧时,凡一切亢进心机之作用,如运动身体、摄取饮食时,皆足增加呼吸度数。故睡时呼吸之数,较少于醒时。

算呼吸度数，勿使病人注意，则其数或因感动而增，故以睡时为最良。计算时须满一分钟，若十五秒或半分钟所计之呼吸数，不甚正确。病态则呼吸度数或增或减，使呼吸度数减少之疾病，约举如下：

（一）喉头或气管内有障碍，气道狭窄时，于空气入肺有碍，故其数减少。

（二）急性传染病，神识昏蒙之际。

（三）死战期。

呼吸急遽而窘迫者，曰呼吸困难。盖呼吸数增时，虽多为深呼吸，但有时度数如常者亦有之，或较常减少者亦有之，如此类统名之曰呼吸困难。

使呼吸度数增加之疾病如下：

（一）吸气终时有疼痛之病，例如胸膜诸病、肋骨折、胸筋腹膜炎等。其痛楚无论在呼吸器内或与呼吸器附近之处，病人痛楚难堪，不得不营浅表呼吸，故其数自增。

（二）外气与肺内血液、瓦斯交换有障碍诸病，如气道狭窄，及心脏症、血行郁滞时，皆能使度数增加。

（三）热性诸病，热性病呼吸增加者，不但因血中碳酸量增加，其主要又以温暖之血液，刺激呼吸中枢之故。热高时，其数自二十迄三十。至在小儿，则一分钟多至六十内外。但温度上升与呼吸数增进，不尽并行。

（四）神经作用。呼吸、循环两系，在他觉上毫无异常，而呼吸困难如喘息状者，有之。若此类之神经性呼吸困难，气管支喘息及尿毒症之喘息状发作，消渴证之昏睡，亦属于此。又呼吸困难，因合并病而生者，亦有之。如肺炎，有热且兼腹膜炎渗出物，及呼吸障碍是也。

第二十四章　消化器之诊查

一、口腔及咽头腔

唇，我国学说每谓脾之华在唇，故唇肿者每以为脾热，其实凡唇病不宜专责之脾也。试观有心脏病或肺病者，其唇多青蓝色；贫血病者，其唇显苍白色；患热病者，其唇多干燥而裂；患小肠热者，其唇多显褐色似煤之苔。若夫热症类疟，服鸡那霜而愈者，其唇多肿而发疮。因此等症每致脾胀，唇疮乃热毒外泄之征。有此候者，其脾可不作胀。脾华在唇，以此证之颇明。

齿，牙齿不良，必障害消化器，以咀嚼及唾液之浸润，俱不能透彻也。我国学说以齿为骨余而属诸肾，故曰精完则齿坚，肾虚则齿豁，虚热则齿动，髓溢则齿长。其实亦不能专责之肾也，试观罹水银中毒及坏血病者，轻则肿胀变红，重则腐烂溃痛。更有齿龈肿而色类黑者，患牙疳症恒有之，铅中毒亦然。

舌，舌为心苗，凡心热者，其舌多破，或成舌衄。然亦有不尽关于心者，如上皮剥脱，细菌粘附以成苔者，于胃肿病每每见之。又凡胃酸过多者，必见滑泽湿润之苔。患慢性酒精中毒者，必见滑泽震颤之舌。诸发热症销烁真阴者，必见燥裂类褐色之舌。

咽喉，咽喉为饮食之道路，经云肾开窍于二阴，而上通于咽喉。故肾阴虚者，其喉多痛，肺痨喉痛则其病候，亦即其死征也。若腐败性之传染症候，同时咽下困难，势甚重笃，尤当检视其喉头后壁有无疮疡。

食管，食道狭窄之病，呕吐为其特征。但其呕吐每在食甫下咽之候，医学家所谓反胃膈食者，即食管变窄是也。

二、胃

视诊，以强烈之瓦斯使胃膨胀者，可自外而见之（瓦斯即粪秽之气）。《内经》谓：诸腹肿胀，皆属于热者，即秽气冲胃而化热者近是。然如胃扩张症，胃之全部界线亦得视之明晰，且其下界与脐等高，便可断为胃扩张症。

触诊，胃部如有局处之剧痛，可指定而触诊之。若加以压迫，而其痛更强，在我国谓之胃实痛，西洋医即以为胃溃疡之特征。然此症用消导法，或下法，每每痊愈，未可遽断为胃溃疡。必须痛势缠绵，且不可按，方为胃溃疡无疑。

胃之大弯如生癌肿，在腹壁弛缓之际，可指定而触视之。且当呼吸之时，不稍移动，以此得与肝肿疡区别之。

凡人呕吐之际，其横膈膜与腹筋必同时收缩，幽门闭合，贲门开放，起一种反对蠕动之胃收缩，遂发生呕吐。其原因有二：其一因直接刺激延髓中之呕吐中枢而起，如食物中毒，或罹尿毒症，或身体发热之呕吐者是；其一则因反射兴奋该中枢而来，如胃热、胃疡、胃癌诸病，或腹及腹膜患、肠管狭窄，以及妊娠呕吐皆是。

吐血色红黑且新鲜者，胃溃疡也。吐血如分解之咖啡渣，色亦相似者，胃癌也。又吐粪之症，起于肠管闭塞，如肠管嵌顿、肠管叠积、肠管转捩等，皆能闭塞肠管而起吐粪。

三、肝　脏

肝脏病最要之症候，莫如黄疸与腹水。黄疸者，因输胆管、肝管、毛细管闭塞不通，胆汁成分移行于血液之中。此际皮肤、巩膜等因胆汁色素之沉积而发黄，脉搏亦因受胆汁酸之影响而徐缓。胆汁由胆管中排泄之路，一旦梗塞，脂肪之消化遂难，粪便色灰白，状类泥土，为无胆汁之征。便中含有多数之脂肪结晶，其循环血液中之胆汁，则自尿排出，故尿色深褐，且发黄色泡沫。单纯性黄疸，多继十二指肠发病而起，其时胆管肿胀，但其持续之时甚短，普通不过二日至四日，最多亦仅六日。重性之黄疸，因胆淋症肝脏，或胆管癌肿，肝脏变硬症，肝脏疮疡诸病而来。迁延日久，必障碍营养疼痛，而且寒战，惟肝郁血、脂肪肝则不发黄疸。

腹水者，因肝门脉压迫，肝毛细管循环障碍，门脉闭塞，肝脏变硬，或梅毒癌肿等症而来，同时脾发肿胀。因肝病而起之腹水，初时脚部不甚浮肿，后则因腹部浮肿压迫致下肢发生浮肿。

四、脾

脾脏，在左肋部，适当第九至第十一肋骨间。在健康无病者，不能触知。一旦异常或转位，或肥大，则宜触诊。触诊脾脏，需令病人偏右侧卧，屈大腿牵引向腹部，乃以手徐徐向左肋骨方下探之。当病人营深呼吸时，觉有坚硬光实之物，与触诊之手抵抗者，即脾脏也。脾脏有转位者，胸膜炎、气胸症（转位向下）、鼓胀、腹水、下腹肿疡诸症之征也。脾脏有肥大者，为窒扶斯、疟疾脓毒性、传染病、肝脏变硬、肝脏郁血，白血病等症之征也。就中因白血病而致肥大者，往往能触得显著之凹面。

五、下腹肠及腹膜

健康无病之下腹，稍稍凸隆，现正当之呼吸运动，叩之则发鼓音，仅大肠中蓄积粪便之时，则发轻浊音。腹被若异常陷没者，必肠疝痫、腹膜炎（舟状腹）、癌肿（异常羸瘦）之征也。下腹膨胀之病有二，一为鼓肠，一为腹水。鼓肠者，肠管中蓄积空气也，下腹部处处膨胀，故随在发洪朗之鼓音。此因便秘、腹炎、肠窒扶斯而来。若因肠管狭窄、闭塞、吐粪病（由肠管叠积、肠管转捩）而起者，必发吐粪、虚脱两症。因急性腹膜炎而起者，必兼呕吐（为胆汁性、非粪汁性）、疼痛、虚脱等症。腹水者，腹腔中发游移之液体也，其膨胀多发于侧部，然亦随身体之位置如何而异。假令仰卧则凸隆在上，更使侧卧，则凸隆在旁也。然在剧甚之腹水，肠间为肠间膜根所固定，则身体不论作何位置，均不见于表面。

六、大　便

寻常之粪便，黄而带褐色。乳黄之粪便，其色类黄，谓之乳便。粪便中含有不消化之食物成分与不吸收之消化液，食物成分者，如植物性之渣滓是；消化液者，如胆汁肠液之剩余者是。就便色言，下脂肪便及无胆汁性，便色作灰白者，黄疸也；色似青绿者，下利也；色黑者，含有积血或铁剂之征也；色黑褐如沥青，混有血液者，胃出血，肠窒扶斯之征也；色红如血者，痔疾、直肠溃疡，或赤痢也。就形状而言，粪便似豌豆汤汁者，肠窒扶斯也；状似米泔者，霍乱也；混有带血之粘液者，赤痢；混有脓性之粘液者，赤痢梅毒、结核诸症之溃疡也；混有纯粹或血性之粘液者，直肠癌也；混有脓液者，盲肠后蜂窝织炎、化脓性癌肿、直肠溃疡也。

便秘起于肠蠕动迟缓、神经衰弱、运动不足、因病卧床、常习便秘、吸食鸦片、幽门狭窄、肠管狭窄而起，而血液燥涸，尤其一大原因。

第二十五章　泌尿器之诊查

一、肾之官能诊断法。此法为近时在肾病诊断上必要者。盖肾之官能，主在泌尿，尿中含有体内物质代谢之分解产物。肾之官听，若完全无缺，则所有之分解产出排出于尿中，无蓄积体内者。所有肾之诊断，则检查此种关系。

二、膀胱之检查。膀胱检查法：如麻痹、括约筋肌痉挛、尿道狭窄，或膀胱结石之类。其充满扩张过度时，可由外部检查之。其充满者，于耻骨缝上，可见梨状肿瘤。偶或于脐部，亦可触诊、打诊，则触诊时，有境界判然平滑肿瘤，打诊之，发浊音。但此项之检查，最要莫如探针检查、测管送入及膀胱镜检查。此项检查法资器用及手法，我国医者尚难学步。

三、尿之检查。凡泌尿器病，尿必略有变患，或其他热性病，则黏液量增多。血液尿中混有血液，或生血红色渣，或生鲜褐色、暗褐色之沉渣，统称之曰血尿。

血尿有肾出血、膀胱出血二种。肾出血，其血液多为少量，与尿中等混和。尿多带褐色，放尿自始至终为一色。膀胱出血，多于泄尿终时，尿中混有血液。起初所排者为常尿，及终则混血液，且其血液甚为多量，放置之则有凝血沉入器底。若夫尿道出血，则泄尿时初虽混血液，终则消失，故可识别。

病理学讲义

吴瑞甫　撰述

王尊旺　校注

内容提要

《病理学讲义》以阴阳学说为基础，论述中医病理学基本原理，以问答方式详解阳虚、阴虚诸症，强调虽然各种症状有不同的表征，总不出阴阳之范畴。但阳虚、阴虚多有相似之处，临床诊断务必正确区分辨析。所论各症附方剂及用药意解。书中论阳虚、阴虚各症均为“问答”“方剂”“用药意解”3个部分，系抄录自郑钦安的《医理真传》，并略有改动。本书有残缺。本书仅存厦门国医专门学校油印本1册，不分卷，无目录。本次校注以厦门国医专门学校油印本为底本，参校郑钦安《医理真传》，目录据内容增补。

目　　录

病理学讲义

病理学序

吴瑞甫辑述

近世习洋派医者，每谓我国无病理学，其实非无病理学也，《灵枢》《素问》《伤寒》《金匮》，何一而非病理？特我国病理发端于气化，若西医趋重形质，犹属第二问题。夫天地之气一耳，万类之以生以育，何一非由天地之气而来？故《中庸》曰："天地之道，可一言而尽也。其为物不贰，则其生物不测。"可见万类虽分，而本天地之道则一。是道也，何道也？即阴阳二气为之也。《易·系辞》曰：一阴一阳之谓道，又曰天地储精，万物化生。从知阴阳者，天地之功用，无物不备，亦无理不包。西医晚出，重形质而略气化，于人身所以立命之理，尚未能探原道出，又安有病理之可言？无怪其于我国医界所言之阴阳水火，格格而不相入也。兹特叙述如下。

一、阴阳病理

夫人身立命，全赖一团真气[1]流行于六步耳。真气为先天种子，六步为三阴三阳。合而观之，即乾、坤两卦也。真气初生，行于太阳经，五日而一[2]阳气足。（五日为一候，又为一元。）真气行于阳明经，又五日而二阳气足。真气行于少阳经，又五日而三阳气足。合之三五得十五日，阳气盈月亦圆满。月本无光，借日之光以为光，三阳气足，故月亦圆也。此际真气旺极，极则生一阴。真气行于太阴经，五日而真气衰一分，阴气便旺一分。真气行于少阴经，又五日而真气衰二分，阴气便旺二分。真气行于厥阴经，又五日而真气衰极，阴气旺极也。

三阳十五日，三阴十五日，合之共三十日，为一月。一月为一小周天，一岁为一大周天，一日为一小候。古人积日成月，积月成岁，乃不易之至理。一岁之中，上半岁属三阳，下半岁属三阴。一月之内，上半月属三阳，下半月属三阴。一日之内，上半日属三阳，下半日属三阴。一年之气机，即在一月尽之。一月之气机，又可以一日括之。

三五而盈，三五而缩，盛衰循环不已。人之气机亦然。阴极复生一阳，真气由盛而衰，由衰而复盛，乃人身三阳三阴之所自祖。须知天地以日月往来为功用，人身即以气血往来为功用。人之生，由于得天地之气，天道有恒，故不朽。人心无恒，损伤真气，故或病或死。惟仲师明得阴阳这点玄机，指出三阳三阴界限，提纲挈领，开创渡世法门，为群生司命之主，自汉至今有作者，莫之能易。渡边熙所以言：依仲景法三阴三阳治病，不必从事于杀菌，而病菌自然消灭。此道得也。

---

① 气：原作“炁”，均径改。

② 一：“一”字，据郑钦安《医理真传》补。

二、君相二火病理

按：君火，凡火也；相火，真火也。凡火即心，真火即肾中之阳。凡火居上，以统乎阳，阳重而阴轻也，故居上为用；真火居下，以统乎阴，阴重而阳轻也，故居下为体。二火虽分，其实一气，诚阴阳之主宰也。如上之君火弱，即不能统上身之关窍精血，则清涕、口沫、目泪、漏睛、鼻齿出血诸症作矣。如下之相火弱，即不能统下身之关窍精血，则遗尿、滑精、女子带下、二便不禁诸症作矣。顾二火不可分，而二火亦不胜合，所以一往一来，化生中气，遂分二气而为三气也。如中宫不得二火之往来熏蒸，即不能腐熟谷水，则完谷不化、痰湿、痞满诸症作矣。如上下二火俱不足，则在上者有反下趋之症，如心病移于小肠，肺病移于大肠是也；在下者有反上腾之病，如虚火牙疼、咳血、喘促、面目浮肿、喉痹之类是也。其中尤有至要者，有阴气上腾，而真火不与之上腾者；有阴气上腾，而真火即与之上腾者。此处便要留心。若上脱之机关已露，其脉浮空，气喘促，尚未见面赤身热汗出者，此阴气上腾，而真火尚未与之俱腾也。病至此际，真欲脱也。凡见阴气上腾诸症，不必延至脱时，而始用回阳，务见机丁早，即以回阳镇纳诸方投之，万不致酿成脱症之候矣。亦有阳气下趋，而君火未与之下趋者；有阳气下趋，而君火即与之下趋者。此际不可玩忽。若脱下之机关已具，其脉细微欲绝，二便血下如注，或下利清谷益甚，四肢虽冷，尚觉未寒，二便之间，尚能禁者，此阳气下趋，而君火尚未与之俱趋也。若四肢寒甚，二便利甚不自禁者，此阳气下趋，而君火亦与之俱趋也。病至此际，真欲脱也。凡阳气下趋诸症，不必定要现以上病情，而始用逆挽，务审机于先，即以逆挽益气之法救之，自可免脱症之祸矣。盖从下而竭于上者，为脱阳；从上而竭于下者，为脱阴。阳欲脱者，补阴以留之，如独参汤是也。阴欲脱者，补阳以挽之，如回阳饮是也。亦有阳欲脱者，不必养阴，阴盛而阳即灭。阴欲脱者，不必补阳，阳旺而阴立消，此皆阴阳之变也。学者务要细心体会，便得一元分合之义矣。

参同契及各道书有坎离会合之说，为修养家所重，在在有关于病理。兹仿其意,录郑氏[①]“坎卦解”及“离卦解”。

坎卦解

坎为水,属阴,血也,而真阳寓焉。中一爻,即天也。天一生水,在人身为肾。一点真阳含于二阴之中,居于至阴之地,乃人立命之根,真种子也,诸书称为真阳。真阳二字,各家讲解字义不同,一名相火,一名命门火,一名龙雷火,一名无根火,一名阴火,一名虚火。发而为病,一名元气不纳,一名元阳外越,一名真火沸腾,一名肾气不纳,一名气不归元,一名孤阳上浮,一名虚火上冲。种种名目,皆指坎中之一阳也。一阳本先天乾金所化,故有龙之名。一阳落于二阴之中,化而为水,立水之极,水性下流。此后天坎卦定位,不易之理也。须知此际之龙乃初生之龙,不能飞腾而兴云降雨,惟潜于渊,而以水为家,以水为性,遂安其在下之常。故虚火上冲等症,明系水盛,水盛一分;龙亦盛一分,水高一尺,龙亦高一尺。是龙之因水而游,非龙之不潜而反其常,故《经》云“阴盛者,阳必衰”,即此可。悟用药之必扶阳抑阴也。

乃医者,一见虚火上冲等症,并不察其所以然之故,开口滋阴降火,自谓得其把握,独不思本原阴盛阳虚,乃不扶其阳而更滋其阴,与雪中加霜何异?每见虚火上冲等症,病人多喜饮热汤,冷物全不受者,即此更足征滋阴之误矣。又有称桂、附为引火归源者,皆未识其指归,不知桂、附、干姜纯是一团热火,火旺则阴自消,如日烈而片云无。况桂、附二物,力能补坎离中之阳,其性刚烈至极,足以消尽僭上之阴气。阴气消尽,太空廓廊,自然上下奠安无偏盛也,岂真引火归源哉?历代注家俱未将一阳潜于水中底蕴搜出,以致后学懵然无据,滋阴降火,杀人无算。真千古流弊,医门大憾也。

离卦解

离为火,属阳,气也,而真阴寄焉。中二爻,即地也。地二生火,在人为心。一点真阴藏于二阳之中,居于正南之位,有人君之象,为十二官之尊,万

---

① 郑氏:即郑钦安(1804—1901),清代医家,名寿全,著《伤寒恒论》十卷、《医法圆通》四卷、《医理真传》四卷。此处所引用的坎卦解、离卦解来自《医理真传》。《医理真传》一书突出体现了郑钦安的学术思想特色,为火神派的奠基之作,其中卷一概述乾坤坎离、阴阳五行等基本理论。

神之宰，人身之主也，故曰心藏神。坎中真阳，肇自乾元，一也。离中真阴，肇自坤元，二也。一而二，二而一，彼此互为其根，有夫妇之义。故子时一阳发动，起真水，上交于心；午时一阴初生，降心火，下交于肾。一升一降，往来不穷，性命于是乎立。

三、气血盛衰

人身虽云五脏六腑，总不外乎气血两字，学者即将气血两字留心讨究，可无俟他求矣。夫气有余便是火，火旺者阴必亏，如仲景人参白虎汤、三黄石膏汤，是灭火救阴法。而芍药甘草汤、黄连阿胶汤，是润燥扶阴法也；猪苓滑石阿胶汤、六味地黄汤，是利水育阴法也。气不足便是寒，寒虚者阳必衰，如仲景四逆汤、回阳饮，是温经救阳法也；理中汤、甘草干姜汤，是温中扶阳法也；附子细辛汤、真武汤，是温肾助阳法也。后贤改用滋阴降火之法，是套人参白虎润燥救诸法，而以之治气有余之症。法则可从，若用之于气不足之人，则失之远矣。

四、辨认一切阳虚症法

凡阳虚之人，阴气自然必盛。（阴气二字，指水旺。水即血也，血盛则气衰，此阳虚之所由来也。）外虽现一切火症，（此火名虚火，与实火有别。实火本客气入阳经，抑郁所致。虚火即阴气上僭，阴指水，气即水中先天之阳，故曰虚火。水气以下流为顺，上行为逆，实由君火大弱，不能镇纳，以致上僭而为病。）近似实火，俱当以此法辨之，万无一失。

阳虚病，其人必面色、唇口青白无神，目瞑倦卧，声低息短，少气懒言，身重畏寒，口吐清水，饮食无味，舌青滑，或黑润青白色、淡黄润滑色，满口津液，不思水饮，即饮亦喜热汤。二便自利，脉浮空，细微无力，自汗肢冷，爪甲青，腹痛囊缩。种种病形，皆是阳虚[①]的真面目。用药即当扶阳抑阴。（扶阳二字，包括上中下，如桂枝、参、芪扶上之阳，姜、蔻、西砂扶中之阳，天雄、附子、硫磺扶下之阳。）

然亦有近似实火处，又当指陈。阳虚症，有面赤如朱而似实火者，（元阳外越也，定有以上病形可凭。）有脉极大劲如石者，（元阳暴脱也，定有以上病形可凭。）有身大热者。此条有三：一者元阳外越，身必不痛不渴，无外可凭；一者产妇血骤，虚阳无所附；一者吐血伤阴，元气无依。（吐则气机发外，元气亦因而发外也。）有满口齿缝流血者，（阳气虚，不能统血，血盛故外越也。）有气喘促咳嗽痰涌者，（肺为清虚之府，着不得一毫阴气，今心肺之阳不足，故不能制僭上之阴气也。阴气指肾水肾火，此条言内伤。）有大小便不利者。（阳不足以化阴也，定有以上病形可凭。）

---

① 虚：原作“目”，据郑钦安《医理真传》改。

五、辨认一切阴虚症法

凡阴虚之人，阳气自然必盛，（阳气二字，指火旺。火旺则水亏，此阴虚之所由来也。）外虽现一切阴象，近似阳虚症，俱当以此法辨之，万无一失。

阴虚病，其人必面目、唇口红色，精神不倦，张目不眠，声音响亮，口臭气粗，身轻恶热，二便不利，口渴饮冷，舌苔干黄或黑黄，全无津液，芒刺满口，烦躁谵语。或潮热盗汗，干咳无痰，饮水不休，六脉长大有力。种种病形，皆是阴虚的真面目。用药即当益阴以破阳。（益阴二字，包括六阴在内，照上《气血盛衰篇》论“气有余便是火”一段，存阴、救阴、化阴、育阴诸方具备，仔细揣摩，便知阴虚之道也。）

然亦有近似阳虚者也，历指数端。阴虚症，有脉伏不见或细如丝而若阳虚极者，（热极则脉伏也，定有以上病形可凭。）有四肢冷如冰而若阳绝者，（邪热内伏，而阳气不达于四末也，定有以上病形可凭。）有忽然吐泻大汗如阳脱者，（此热伏于中，逼出吐泻也，定有以上病形可凭。）有欲言不能而若气夺者。（热痰上升蔽壅也，定有以上病形可凭。）

六、外感说

夫病而曰外感者，病邪由外而入内也。外者何？风、寒、暑、湿、燥、火，六淫之气也。人若调养失宜，阴阳偶乖，六邪即得而干之。六气首重伤寒，因寒居正冬子令，冬至一阳生，一年之气机，俱从子时始起。故仲景先师首重伤寒，提出六经大纲，病气挨次传达，始太阳而终厥阴。论伤寒，而暑、湿、燥、火、风俱括于内；论六日传经，而一年之节令已寓于中。固已窥透乾坤之秘，立方立法，实为万世之师。学者欲入精微，即在伤寒六经提纲病情方法上探求，不必他书上追索。须知伤寒论阳明，而燥症之外感已寓其方，而湿症之外感，可推其药。他如言少阳、少阴、厥阴，而风火之外感，亦莫不具其法也。

七、内伤说

内伤之论夥矣，诸书统以七情赅之。喜盛伤心，怒盛伤肝，恐惧伤肾，忧思伤脾，悲哀伤肺，是就五脏之性情而论也。而穷其要，则统以一心。夫心者，神之主也。凡视听言动及五劳等情，莫不由心感召。人若心体泰然，喜怒不能役其神，忧思不能夺其柄，心阳不亏，何内伤之有乎？

凡属内伤者，皆心气先夺，神无所主，不能镇定百官，诸症于是蜂起矣。此等症，往往发热咳嗽，少气懒言，身重喜卧，不思饮食。心中若有不胜其愁苦之境者，是皆心君之阳气弱。阳气弱一分，阴自盛一分，此一定之至理也。阳气过衰，即不能制阴；阴气过盛，势必上干。而阴中一线之元阳，势必随阴气而上行，便有牙疼、腮肿、耳肿、喉痛之症。粗工不识，鲜不以为阴虚火旺也。不知病由君火之弱，不能消尽群阴，阴气上腾，故牙疼诸症作矣。再观于地气上腾而为黑云，遮蔽日光，雨水便降，即此可悟虚火之症而知为阳虚阴盛无疑矣。古人有称痨字从火者，即是内伤之主脑。

八、阴阳缘起

夫《易》首乾坤，为阴阳所自祖，是阴阳乃天地之功用，而吾人所藉以生生不已者也。一元肇始，人身性命乃立，所有五脏六腑、九窍百脉、周身躯体，俱是造化生成自然之理。但有形躯体皆是一团死机，全赖一元真气运用于中，而死机遂成活体。此即阴阳之妙用也。

奈近世医者，稍习西说，厌故喜新，便将此阴阳之大经大法鄙为迂腐者，訾议中医，靡所不至。阳湖顾实信西医之尤者，殆其子误于西医，始转而信中医。恽铁樵初亦崇拜西医，其子六，患喉症，死于西医者五，始自讲肄中医。最后第六子仍患喉病，乃自治而愈，今遂成名医。从知阴阳五行乃至精至微之学，非粗心人所能理会也。夫上下四旁，即三阴三阳六步，其中具五行之气，即无不寓五行之义，界限划然，互相为用，一有偏胜，疾病遂生。见证虽有不同，而总不能出阴阳范围之外。阴盛则阳为衰，阳盛则阴为弱，不易之定理。然阴虚、阳虚俱有相似处，毫厘之差，千里之谬。《医理真传》最为苦心分明，兹特斟酌采用，并详加厘订，以示学者，庶临症确有把握，而不为类似者所惑。

九、阳虚问答

问曰：头面畏寒者，何故？

答曰：头为诸阳之首，阳气独盛，故能耐寒。今不耐寒，是阳虚也。法宜建中汤加附子，温补其阳自愈。

建中汤

桂枝九钱　白芍六钱　甘草六钱，炙　生姜九钱　大枣十二枚　饴糖五钱　附子三钱

用药意解

按：桂枝辛温，能扶心阳。生姜辛散，能散滞机。熟附子大辛大热，足壮先天元阳。合甘草、大枣之甘，辛甘能化阳也。阳气化行，阴邪即灭，气机自然复盛，仍旧能耐寒也。但辛热太过，恐伤阴血，方中芍药苦平，饴糖味甘，合之苦甘，能化阴也。此病重在阳不足一面，故辛热之品多，而兼化阴亦是用药之妙也。此方乃仲景治阳虚之总方也，药味分两，当轻当重，当减当加，得其旨者，可即此一方，而治百十余种阳虚症候，无不立应。

问曰：畏寒与恶风有别否？

答曰：恶风者，见风始恶，非若畏寒者之不见风而亦畏寒也。恶风一症，兼发热、头项强痛、自汗者，仲景列于太阳风伤卫症，主桂枝汤。畏寒一症，兼发热、头项强痛、无汗者，仲景列于太阳寒伤营症，主麻黄汤。若久病之人，无身热、头痛等症，而恶风者，外体虚也（卫外之阳不足也）。而畏寒者，内气馁也（元气衰于内而不能充塞也）。恶风者，可与黄芪建中汤；畏寒者，可与附子甘草汤。新病与久病，畏寒恶风，有天渊之别，学者务宜知之。

桂枝汤

桂枝九钱　白芍六钱　甘草六钱　生姜九钱　大枣十二枚

麻黄汤

麻黄六钱　桂枝三钱　杏仁二钱　甘草二钱

黄芪建中汤同上，加黄芪一味

附子甘草汤

附子一两　甘草六钱，炙

用药意解

按：桂枝汤一方，乃协和营卫之剂也。桂枝辛温，能化太阳之气。生姜辛散，能宣一切滞机。桂枝与生姜，同气相应，合甘草之甘，能调周身之阳气，故曰辛甘化阳。阳气既化，恐阴不与之俱化，而邪亦未必遽出也。又得芍药之苦平，大枣之甘平，苦与甘合，足以调周身之阴液，故曰苦甘化阴。阴阳合化，协于中和，二气流通，自然无滞机矣，故曰营卫协和则病愈。仲景更加服粥以助之，一取水谷之精以为汗，一是壮正气而胜邪气也。

按：麻黄汤一方，乃发汗之峻剂也。因寒伤太阳营分，邪在肤表(肌腠浅一层，肤表深一层)。表气不通，较桂枝症更重，故以麻黄之轻清，大开皮毛为君。皮毛大开，邪有路出。恐不即出，故以杏仁利之。气机得利，邪自不敢久停，复得甘草和中以助其止，更佐桂枝从肌腠以达肤表。寒邪得桂枝辛温，势不能不散，遂从肤表达肌腠而出也。仲景不用服粥，恐助麻黄而发汗太过也。(发汗二字，有大深意，汗本血液，固是养营之物，何可使之外出也？不知寒邪遏郁气机，血液不畅则为病，此际之血液不能养营，必使之外出，即是除旧布新之义也。病家切不可畏发汗，汗出即是邪出也。医家切不可不发汗，当知有是病即当用是药。总之，认症贵宜清耳。)

按：黄芪建中汤一方，乃桂枝汤加饴糖、黄芪耳。夫桂枝汤，乃协和营卫之祖方也。复得黄芪能固卫外之气，饴糖一味有补中之能。若久病恶风之人，皆缘中气不足，卫外气疏。今得桂枝汤调和阴阳，黄芪、饴糖卫外守中，而病岂有不愈者乎。

按：附子甘草汤一方，乃先后并补之妙剂也。大附子辛热，能补先天真阳；甘草味甘，能补后天脾土。土得火生而中气可复，(附子补先天之火，火旺自能生脾土，故曰中气可复。)火得土覆而火可久存。(火旺无土覆之易熄，有土以覆之,故可久存而不灭。)若久病畏寒之人,明系先天真阳不足,不能敌阴[1]寒之气,故畏寒。今得附子而先天真火复兴,得甘草而后天脾土立旺,何患畏寒之病不去乎?

附:伏火说

世多不识伏火之义,即不达古人用药之妙也。余请为之喻焉,如今之人将火扇红,而不覆之以灰,虽焰不久即灭。覆之以灰,火得伏即可久存。古人通造化之微,用一药,立一方,皆有深义。若附子、甘草二物,附子即火也,甘草即土也。古人云:热不过附子,甜不过甘草。推其极也。古人以药性之至极,即以补人身立命之至极。二物相需并用,亦寓回阳之义,亦寓先后并补之义,亦寓相生之义,亦寓伏火之义,不可不知。

璜按:仲师取《内经》少火生气之义而制建中汤,盖取其小小建立中气也。举凡阴阳俱虚腹痛,及表虚身痛者,皆可见效。加附子者,以头乃诸阳之会,真阳不足,故头面恶风也。第当名为建中加附子汤,而不宜名为建中汤,盖此方已兼暖肾,非徒建立中气已也。

问曰:头面忽浮肿,色青白,身重欲寐,一闭目觉身飘扬无依者,何故?

答曰:此少阴之真气发于上也。原由君火之弱,不能镇纳群阴,以致阴气上腾,蔽塞太空而为浮肿,所以面现青黑。阴气太盛,逼出元阳,故闭目觉飘扬无依。此际一点真阳为群阴闭塞,不能归根。若欲归根,必须荡尽群阴,乾刚复振。况身重欲寐,少阴之真面目尽露。法宜潜阳,方用潜阳丹。

潜阳丹

西砂一两,姜汁炒　附子八钱　龟板二钱　甘草五钱

用药意解

按:潜阳丹一方,乃纳气归肾之法也。夫西砂辛温,能宣中宫一切阴邪,又能纳气归肾。附子辛热,能补坎中真阳。真阳为君火之种,补真火即是壮君火也。况龟板一物坚硬,得水之精气而生,有通阴助阳之力,世人以利水滋阴目之,悖其功也。佐以甘草补中,有伏火互根之妙,故曰潜阳。

---

[1] 以上自"用药意解按:桂枝汤一方,乃协和营卫之剂也"至此,皆缺失,据《医理真传》补。

问曰：病将瘥，一切外邪悉退，通身面目浮肿者，何故？

答曰：此中气不足，元气散漫也。夫病人为外邪扰乱，气血大亏，中气未能骤复。今外邪虽去，而下焦之阴气乘中土之虚而上下四窜，故通身浮肿。虽云君火弱不足以制阴，此症实由脾土虚不能制水，而水气泛溢，可名水肿。一者脾土太弱，不能伏火，不能潜藏，真阳之气外越，亦周身浮肿，可名气肿。总而言之，不必定分何者为气肿、水肿，要知气行一寸，水即行一寸；气行周身，水即行周身。是元气散漫，而阴水亦散漫也。治病者不必见肿治肿，明知其土之弱，不能制水，即大补其土以制水；明知其元阳外越，而土薄不能伏之，即大补其土以伏火。火得伏而气潜藏，气潜藏而水亦归其宅，何致有浮肿之病哉？《经》云火无土不潜藏，真知虚肿之秘诀也。而余更有喻焉，试即蒸笼上气，而以一纸当气之上，顷刻纸即湿也。以此而推，气行则水行，气伏则水伏，可以无疑矣。此症可用理中汤加砂、半、茯苓，温补其土自愈。

理中汤

人参四钱　白术一两　干姜一两　甘草三钱　西砂四钱　半夏四钱　茯苓三两

用药意解

按：理中汤一方，温中之剂也。以白术为君，大补中宫之土。干姜辛热，能暖中宫之气。半、茯淡燥，有行痰逐水之能。西砂辛温，有纳气归肾之妙。但辛燥太过，恐伤脾中之血，复得人参微寒，足以养液，刚柔交济，阴阳庶几不偏。然甘草与辛药同用，便可化周身之阳气。阳气化行而阴邪即灭，中州大振而浮肿立消，自然体健而身安矣。

问曰：眼中常见五彩光华，气喘促者，何故？

答曰：此五脏之精气发于外也。夫目窠[1]乃五脏精华所聚之地，今病人常见五彩光华，则五气之外越可知。而兼气喘，明系阴邪上干清道，元阳将欲从目而脱，诚危候也。法宜收纳阳光，仍返其宅，方用三才封髓丹。

① 目窠：眼之凹陷处。

封髓丹

黄柏一两　砂仁七钱　甘草三钱，炙

用药意解

按：封髓丹一方，乃纳气归肾之法，亦上、中、下并补之方也。夫黄柏味苦入心，禀天冬寒水之气而入肾，色黄而入脾。脾也者，调和水火之枢也。独此一味，三才之义已具。况西砂辛温，能纳五脏之气而归肾，甘草调和上下，又能伏火。真火伏藏，则人身之根蒂永固，故曰封髓。其中更有至妙者，黄柏之苦合甘草之甘，苦甘能化阴。西砂之辛合甘草之甘，辛甘能化阳。阴阳合化，交会中宫，则水火既济，而三才之道其在斯矣。此方不可轻视，余尝亲身阅历，能治一切虚火上冲，牙疼、咳嗽、喘促、面肿、喉痹、耳肿、目赤、鼻塞、遗尿、滑精诸症，屡获奇效，实有出人意外，令人不解者。余仔细揣摹，而始知其制治方之意重在调和水火也，至平至常，至神至妙。余经试之，愿诸公亦试之。

问曰：两目忽肿如桃，头痛如裂，气喘促，面唇青黑者，何故？

答曰：此先天真火缘肝木而上，暴发欲从目脱也。夫先天之火原寄于肾，病人阴盛已极，一线之元阳则随阴气而上升。水为木母，母病及子，故缘肝木而上。厥阴脉会顶巅，真气附脉络而上行，阳气暴发，故头痛如裂。肝开窍于目，故肿如桃。气喘促者，阴邪上干清道，上下有不相接之势也。面唇青黑，皆系一团阴气，元阳上脱，已在几希之间。此际若视为阳症，而以清凉发解投之，旦夕即死也。法宜四逆汤，以回阳祛阴可愈。

四逆汤

附子一枚　干姜一两五钱　甘草二两，炙

用药意解

按：四逆汤一方，乃回阳之主方也。世多畏惧，由其不知仲景立方之意也。夫此方既列于寒入少阴，病见爪甲青黑，腹痛下利，大汗淋漓，身重畏寒，脉微欲绝，四肢逆冷之候，全是一团阴气为病。此际若不以四逆回阳，一线之阳光即有欲绝之势。仲景于此专主回阳以祛阴，是的确不易之法。细思此方，既能回阳，则凡世之一切阳虚阴盛为病者，皆可服也，何必定要见以上病形而始放胆用之，未免不知几也。夫知几者，一见是阳虚症，而即以此方，在分两轻重上斟酌，预为防之，万不致酿成纯阴无阳之候也。酿成纯阴无阳之候，吾恐立方之意固善，而追之不及，反为庸庸者所怪也。怪者何？怪医生之误用姜、附，而不知用姜、附之不早也。仲景虽未一一指陈，凡属阳虚之人，亦当以此法投之，未为不可。所可奇者，姜、附、草三味，即能起死回生，实有令人难尽信者。余亦始怪之，而终信之。信者何？信仲景之用姜、附而有深义也。考古人云：热不过附子。可知附子是一团烈火也。凡人一身全赖一团真火，真火欲绝，故病见纯阴。仲景深通造化之微，知附子之力能补先天欲绝之火种，用之以为君。又虑群阴阻塞，不能直入根蒂，故佐以干姜之辛温而散，以为前驱。荡尽阴邪，迎阳归舍，火种复兴，而性命立复，故曰回阳。阳气既回，若无土覆之，光焰易熄，虽生不永，故继以甘草之甘，以缓其正气。缓者，即伏之之意也。真火伏藏，命根永固，又得重生也。此方胡可忽视哉。迩来世风日下，医者不求至理，病家专重人参。医生入门，一见此等纯阴无阳之候，开口以人参回阳，病家却亦深信，全不思仲景为立法之祖，既能回阳，何为不重用之？既不用之，可知非回阳之品也。

问曰：病人两耳前后忽肿起，皮色微红，中含青色，微微疼，身大热，两颧鲜红，口不渴，舌上青白胎，两尺浮大而空者，何故？

答曰：此先天元阳外越，气机附少阳而上也。夫两耳前后俱属少阳地界，今忽肿微痛，红色中含青色，兼之两颧色赤，口渴而唇舌青白，知非少阳之风火明矣。如系少阳之风火，则必口苦咽干，寒热往来，红肿痛甚，唇舌定不青白。今见青白苔，而阳虚阴盛无疑。身虽大热，无头疼、身痛之外感可据，元阳外越之候的矣。况两尺浮大而空，尺为水脏，水性以下流为顺，故脉以沉细而濡为平。今浮大而空，则知阴气太盛，一线之阳光附阴气而上腾，有欲竭之势也。此际当以回阳祛阴、收纳真气为要。若不细心斟究，直以清凉解散投之，旦夕即亡。方宜白通汤主之，或潜阳丹亦可。解见上。

白通汤

附子一枚，生　干姜一两　葱白四茎

用药意解

按：白通汤一方，乃回阳之方，亦交水火之方也。夫生附子大热纯阳，补先天之火种，佐干姜以温中焦之土气，而调和上下。葱白一物，能引离中之阴下交于肾，生附子又能启水中之阳上交于心，阴阳交媾，而水火互根矣。仲景一生学问，就在这阴阳两字，不可偏盛，偏于阳者则阳旺，非辛热所宜；偏于阴者则阴旺，非苦寒所可。偏于阴者，外邪一入，即从阴化为病，阴邪盛则灭阳，故用药宜扶阳。阳化为病，阳邪盛则灭阴，故用药宜扶阴。此论外感从阴从阳之道也。学者苟能于阴阳上探求至理，便可入仲景之门也。

问曰：病人素缘多病，两目忽陷下，昏迷不醒，起则欲绝，脉细微而空者，何故？

答曰：此五脏之真气欲绝，不能上充而下陷，欲从下脱也。夫人身全赖一团真气，真气足则能充满，真气衰则下陷。此气机不能支持也。法宜峻补其阳，方宜四逆汤以回其阳，阳气复回，而精气自然上充也。方解见上。

问曰：病后忽鼻流清涕不止，喷嚏不休，服一切外感解散药不应而反甚者，何故？

答曰：此非外感之寒邪，乃先天真阳之气不足于上，而不能统摄在上之精液故也。此等病近似寒邪伤肺之症，世医不能分辨，故投解散药不愈而反甚。不知外感之清涕、喷嚏，则必现发烧、头疼、身痛、畏寒、鼻塞之情形。真气不足之清涕、喷嚏，绝无丝毫外感之情状，况又服解散药不愈而反甚者。法宜大补，先天之阳足，则心肺之阳自足。心肺之阳足，则上焦之津液必不致外越也。人身虽云三焦，其实一气所统而已。方宜大剂四逆汤，或封髓丹亦可。方解见上。即姜桂汤亦可。

姜桂汤

生姜一两五钱　桂枝一两

用药意解

按：姜桂汤一方，乃扶上阳之方也。夫上焦之阳原属心肺所主，今因一元之气不足于上，而上焦之阴气即旺，阴气过盛，阳气力薄，即不能收束津液。今得生姜之辛温助肺，肺气得助，而肺气复宣，节令可行，兼有桂枝之辛热以扶心阳。心者，气之帅也。心阳得补，而肺气更旺。（肺居心上如盖，心属火，有火即生炎，炎即气也。肺如盖，当炎之上，炎冲盖底，不能上，即返于下，故曰肺气下降，即此理也。）肺气既旺，清涕何由得出？要知扶心阳即是补真火也（二火原本一气）。嚏本水寒所作（肾络通于肺，肾寒，故嚏不休），方中桂枝不独扶心阳，又能化水中之寒气，寒气一解，而噫亦无由生。此方功用似专在上，其实乃可上亦可下也。

问曰：病人两唇肿厚，色紫红，身大热，口渴喜热饮，午后畏寒，小便清长，大便溏泄，日二三次，脉无力者，何故？

答曰：此脾胃之阳竭于上也。夫两唇属脾胃，肿而色紫红，近似胃中实火，其实非实火也。实火之形，舌黄而必干燥，口渴必喜饮冷，小便必短，大便必坚，身大热，必不午后畏寒。此则身虽大热，却无外感可据，午后畏寒，明明阴盛阳衰。口渴而喜热饮，中寒之情形悉具。兼之二便自利，又日泄三五次，已知土气不实。况脉复无力，此际应当唇白之候，今不白而反紫红肿厚，绝无阳症可凭，非阴盛逼出中宫之阳而何？法宜扶中宫之阳，以收纳阳气为主。方宜附子理中汤。

附子理中汤

附子一枚　白术五钱　干姜五钱　人参二钱　炙草三钱

用药意解

按：附子理中汤一方，乃先后并补之方也。仲景之意，原为中土太寒立法，故以姜、术温燥中宫之阳，又恐温燥过盛，而以人参之微寒继之，有刚柔相济之意。甘草调和上下，最能缓中。本方原无附子，后人增入附子而曰附子理中，觉偏重下焦，不可以理中名。余谓先后并补之方，因附子之功在先天，理中之功在后天也。此病既是真气欲竭在中宫之界，非附子不能挽欲绝之真阳，非姜、术不足以培中宫之土气，用于此病，实亦妥切。考古人既分三焦，亦有至理，用药亦不得混淆。上焦法天，以心肺立极；中焦法地，以脾胃立极；下焦法水，以肝肾立极。上阳、中阳、下阳，故曰三阳。其实下阳为上、中二阳之根，无下阳即是无上中二阳也。下阳本乎先天所生，中阳[①]即是先天所赖，中阳不运，上下即不相交，故曰中也者，天下之大本也。后天既以中土立极，三焦亦各有专司，分之为上中下，合之实为一元也。用药者，须知立极之要而调之可也。

问曰：满口齿缝流血不止，上下牙齿肿痛，口流清涎不止，下身畏寒，烤

① “即是无上中二阳也。下阳本乎先天所生，中阳”：原缺，据《医理真传》第39页补。

火亦不觉热者，何故？

答曰：此肾中之真阳欲绝，不能统肾经之血液也。夫齿乃骨之余，骨属肾，肾中含一阳，立阴之极，以统乎肾经之血液。肾阳苟足，齿缝何得流血不止？齿牙肿痛，明系阴气上攻。况口流涎不止，畏寒烤火亦不觉热，而真阳之火种，其欲绝也明甚。此症急宜大剂四逆汤，以救欲绝之真火方可。若谓阴虚火旺，而以滋阴降火之品投之，是速其危也。四逆汤解见上。

问曰：病人口忽极臭，舌微黄而润滑，不思水饮，身重欲寐者，何故？

答曰：此先天真火之精气发泄也。夫臭乃火之气，极臭乃火之极甚也。火甚宜乎津枯，舌宜乎干燥而黄，应思水饮，身必不重，人必不欲寐。今则不然，口虽极臭，无胃火可凭。舌虽微黄，津液不竭，无实火可据。不思水饮，身重欲寐，明系阴盛逼出，其火之精气，有脱之之意也。或又曰：真阳上腾之症颇多，不见口臭，此独极臭，实有不解。曰：子不观药中之硫黄乎？硫黄秉火之精气所生，气味极臭，药品中秉火气所生者亦多，而何不臭？可知极臭者，火之精气也。此等症乃绝症也，十有九死。法宜收纳真阳，苟能使口臭不作，方有生机。方用潜阳丹治之。

问曰：平人忽喉痛甚，上身大热，下身冰冷，人事昏沉者，何故？

答曰：此阴盛而真气上脱，已离乎根，危之甚者也。夫喉痛一症，其在各经邪火所作，必不上热下寒，即来亦不骤。今来则急如奔马，热上寒下，明明一线之阳光为阴气所逼，已离乎根也。或又曰：既言平人，何得即谓之阳欲脱乎？曰：子不知人身所恃以立命者，其惟此阳气乎。阳气无伤，百病自然不作。阳气若伤，群阴即起，阴气过盛，即能逼出元阳。元阳上奔，即随人身之脏腑经络虚处便发。如经络之虚通于目者，元气即发于目；经络之虚通于耳者，元气即发于耳；经络之虚之通于巅者，元气即发于巅。此元气即发泄之机，学者苟能识得一元旨归，六合妙义，则凡一切阳虚之症皆在掌握也。兹虽云平人，其损阳原无人知晓，或因房劳过度而损肾阳，或因用心太过而损心阳，或因饮食失节而损脾阳。然或有积久而从发者，元气之厚也；有一损而即发者，元气之薄也。余常见有平人日犹相见，而夜即无者，毋乃元气之薄而元阳之脱乎？医亦尚不知，而况不知医者乎。此一段已将阳虚合盘托出，学者务宜留心体之可也。方宜潜阳丹主之，解见上。

问曰：咳嗽喘促，自汗，心烦不安，大便欲出，小便不禁，畏寒者，何故？

答曰：此真阳将脱，阴气上干清道也。夫咳嗽喘促一症，原有外感、内伤之别。《经》云：咳不离肺。肺主呼吸，为声音之总司，至清至虚之府，原着不得一毫客气。古人以钟喻之，外叩一鸣，内叩一鸣，此内外之分所由来也。外感者，由风、寒、暑、湿、燥、火六气袭肺，阻肺经外出之气机。气机壅塞，呼吸错乱，而咳嗽作，兼发热、头疼、身痛者居多，宜解散为主。解散之妙，看定六经，自然中肯。内伤者，因喜、怒、悲、哀七情损伤真阳[①]、真阴所作，亦有发热者，却不头疼身痛，即热亦时作时止。损伤真阳之咳者，阴气必盛，阴盛必上干清道，务要看损于何脏何腑，即在此处求之，用药自有把握。若真阴损伤之咳者，阳气必盛，阳盛亦上干清道，亦看损于何脏何腑，即在所发之处求之，用药自有定见。要知真阳欲脱之咳嗽，满腹全是纯阴，阴气上腾，蔽塞天空，犹如地气之上腾而为云为雾，遂使天日无光，阴霾已极，龙乃飞腾。龙者，即坎中之一阳也。龙奔于上，而下部即寒。下部无阳，即不能统纳前后二阴，故有一咳而大便欲出、小便不禁者，是皆飞龙不潜致之也。世医每每见咳治咳，其亦闻斯语乎。法宜回阳降逆，温中降逆，或纳气归根。方用四逆汤、封髓丹、潜阳丹，解见上。

问曰：胸腹痛甚，面赤如朱，不思茶水，务要重物压定稍安，否则欲死者，何故？

答曰：此元气暴出而与阴争也。夫胸腹痛[②]一症，原有九种，总不出虚实两字。实症手不可近，虚症喜手揉按。此则欲重物压定而始安，更甚者于喜手揉按，非阳气暴出而何。或又曰：重物压定而稍安，其理何也？曰：子不观火之上冲乎？冲之势烈，压之以石，是阻其上冲之气机也。气机得阻，而上冲者不冲。今病人气机上涌，面色赤如朱，阳与阴有割离之象，故痛甚。重物压之，亦如石之压火也。此病非纳气归根，回阳降逆不可。方用加味附子理中汤，或潜阳丹。解见上。

问曰：病吐清水不止，饮食减，服一切温中补火药不效者，何故？

答曰：此肾气不藏，而肾水泛溢也。夫吐清水一症，胃寒者亦多，今服一切温中补火之品不效，明明非胃寒所作，故知其肾水泛溢也。或又曰：胃寒与肾水泛溢，有分别否？曰：胃寒者，关脉必迟，唇口必淡白，食物必喜辛辣

---

① 真阳：原缺，据《医理真传》补。

② 痛：原缺，据《医理真传》补。

热物。肾水泛溢者，两尺必浮滑，唇口必黑红，不思一切食物，口间觉咸味者多。胃寒者，可与理中汤。肾水泛溢者，可与滋肾丸、桂苓术甘汤。

滋肾丸

黄柏一两，炒　知母八钱　安桂三钱

桂苓术甘汤

桂枝八钱　茯苓二两　白术一两　甘草五钱

用药意解

按：滋肾丸一方，乃补水之方，亦纳气归肾之方也。夫知母、黄柏二味，气味苦寒，苦能坚肾，寒能养阴。其至妙者，在于安桂一味。桂本辛温，配黄柏、知母二物，合成坎卦，一阳含于二阴之中，取天一生水之义，取阳为阴根之义。水中有阳，而水自归其宅，故曰滋肾。此病既非胃寒，而由水滥，虽曰土不制水，亦因龙奔于上而水气从之。今得安桂扶心之阳，以通坎中之阳，阳气潜藏，何致有吐水之患哉。或又曰：水既泛溢，而又以知、柏资之，水不愈旺，吐水不愈不休乎？曰：子不知龙者水之主也，龙行则雨施，龙藏则雨止。若安桂者，即水中之龙也。知、柏者，即水也。水之放纵，原在龙主之。龙既下行，而水又安得不下行乎。此方非独治此病，凡一切阳不化阴、阴气发腾之症，无不立应。

按：桂苓术甘汤一方，乃化气行水之方也。夫桂枝辛温，能化膀胱之气。茯苓、白术，健脾除湿。化者，从皮肤而运行于外；除者，从内行以消灭于中。甘草补土，又能制水。此病既水泛于上，虽肾气之发腾，亦由太阳之气化不宣，中土之湿气亦盛。今培其土，土旺自能制水，又化其气，气行又分其水，水分而势孤，便为土所制矣。余故列于此症内，但此方不惟治此症，于一切脾虚水肿与痰饮咳嗽，更为妥切。

问曰：病后两乳忽肿如盘，皮色如常，微痛，身重喜卧，不思一切饮食者，何故？

答曰：此阴盛而元气发于肝胃也。夫病后之人，大抵阳气未足，必又重伤其阳，阳衰阴盛，一线之阳光附于肝胃之经络而发泄，故色如常而微痛。况身重喜卧，乃阳衰阴盛之征。乳头属肝，乳盘属胃，故决之在肝胃也。若乳头不肿，病专于胃；乳头独肿，病专于肝。虽两经有分司，而病源终一。知其一元之发泄，治法终不出回阳、纳气、封髓、潜阳诸方。苟以为风寒气滞所作，定有寒热往来、头疼身痛、红肿痛甚、口渴种种病形，方可与行气、活血、解散诸方治之。此病当与附子理中汤加吴茱萸。方解见上。

问曰：两胁忽肿起一埂，色赤如朱，隐隐作痛，身重，爪甲青黑者，何故？

答曰：此厥阴阴寒太盛，逼出元阳所致也。夫两胁者，肝之部位也。今肿起一块如朱，隐隐作痛，近似肝经风火抑郁所作，其实不然。若果系肝经风火，则必痛甚，身必不重，爪甲必不青黑。今纯见厥阴阴寒之象，故知其元阳为阴寒逼出也。粗工不识，一见肿起，色赤如朱，鲜不以为风火抑郁所作，而并不于身重、爪甲青黑、不痛处理会，直以清凉解散投之，祸不旋踵。法宜回阳祛阴，方用四逆汤，重加吴茱萸。解见上。

问曰：病人头面四肢瘦甚，小腹大如匏瓜，唇舌青滑，不思食物，气短者，何故？

答曰：此阳虚为阴所蔽也。夫四肢禀气于胃，胃阳不足，而阴气蔽之，阳气不能达于四末，故头面肌肉瘦甚。阴气大盛，隔塞于中，而成腹胀，实不啻坚冰之在怀也。身中虽有微阳，亦将为坚冰所蔽，安望能消化坚冰哉（坚冰喻盛阴也）。法宜峻补其阳，阳旺而阴自消，犹日烈而片云无存。方用四逆汤，或附子理中汤加砂、半。方解见上。或又曰：腹胀之病亦多，皆阳虚而阴蔽乎？曰：子不知人之所以立命者，在活一口气乎！气者，阳也。阳行一寸，阴即行一寸；阳停一刻，阴即停一刻。可知阳者，阴之主也。阳气流通，阴气无滞，自然胀病不作。阳气不足，稍有阻滞，百病丛生，岂独胀病为然乎。他如诸书所称气胀、血胀、风胀、寒胀、湿胀、水胀、皮肤胀，是论其外因也。如脾胀、肾胀、肺胀、肝胀、心胀，是论其内因也。外因者何？或因风寒入里，阻其气机；或因暑湿入里，阻其升降；或因燥热入里，阻其往来。延绵日久，精血停滞。感之浅者，流于皮肤；感之深者，流于腹内。若在手足骨节各部，便成疮疡疔毒。阻在上焦，胸痹可决；阻在中焦，中满症属；阻在下焦，腹满症合。内因者何？或因脾虚日久，而脾气散漫；或因肾虚日久，而肾气涣散；或因肝虚日久，而肝气欲散；或因肺虚日久，而肺气不敛；或因心虚日久，而心气发泄。凡此之类，皆能令人作胀。大抵由外而入者，气机之阻。由内而出者，气机之散也。阻者宜开，调气行血，随机斡运[①]为要。散者宜收，回阳纳

① 斡运：旋转运行。

气，温补为先。然胀与肿有别，胀者从气，按之外实而内空。肿者从血，按之内实而外亦实。治胀者，宜养气，宜补气，宜收气；忌破气，忌耗气，忌行气，尤须兼养血。治肿者，宜治血，宜行血，宜破血；忌凉血，忌敛血，尤须兼行气。学者欲明治胀之要，就在这一气字上判虚实可也。

问曰：前后二便不利，三五日亦不觉胀，腹痛，舌青滑，不思饮食者，何故？

答曰：此下焦之阳虚，而不能化下焦之阴也。夫一阳居于二阴之中，为阴之主。二便开阖，全赖这点真阳之气机运转，方能不失其职。今因真气太微，而阴寒遂甚，寒甚则凝，二便所以不利也。况舌青、腹痛不食，阴寒之实据已俱。法宜温补下焦之阳，阳气运行，阴寒之气即消，而病自愈也。方用四逆汤加安桂。解见上。若热结，二便不利者，其人烦躁异常，定见黄白舌胎，喜饮冷水，口臭气粗可凭。学者若知此理，用药自不错误也。

问曰：病人每日交午初即寒战，腹痛欲死，不可明状，至半夜即愈者，何故？

答曰：此阳虚而阴盛，阻其气机也。夫人身一点元阳，子时起，渐渐而盛，至午则渐渐而衰，如日之运行不息。今病人每日交午初而即寒战腹痛者，午时一阴初生，正阳气初衰之候，又阴气复旺之时，病者之阳不足，复遇阴盛，阴气盛，而阻其阳气运行之机。阴阳相攻，而腹痛大作。实阳衰太盛，不能敌其群阴，有以致之也。法宜扶阳抑阴，方用附子理中汤加砂、半。方解见上。

问曰：平人觉未病，惟小便后有精如丝不断，甚则时滴不止者，何故？

答曰：此先天之阳衰，不能束精窍也。夫精窍与尿窍有别，尿窍易启，只要心气下降，即开而溺出；精窍封锁严密，藏于至阴之地，非阳极不开。今平人小便后有精不断者，其人必素禀阳虚，过于房劳，损伤真气。真气日衰，封锁不固，当心火下降，溺窍开，而精窍亦与之俱开也。法宜大补元气，交济心肾为至。方用白通汤。解见上。

按：《内经》有阴寒精自出之说，余借用桂枝甘草龙骨牡蛎汤，加附子甚效。

问曰：病后两脚浮肿至膝，冷如冰者，何故？

答曰：此下焦之元阳未藏，而阴气未敛也。夫人身上、中、下三部，全是一团真气布护。今上中俱平而下部独病，下部属肾，肾通于两脚心涌泉穴，先天之真阳寄焉，故曰阳者阴之根也。阳气充足，则阴气全消，百病不作。阳气散漫，则阴立起，浮肿如水之症即生。古人以阳气喻龙，阴血喻水。水之泛滥，与水之归壑，其权操之龙也。龙升则水升，龙降则水降，此二气互根之妙，亦盈虚消长之机关也。学者苟能识得元阳飞潜之道，何患治肿之无方哉。法宜峻补元阳，交通上下。上下交通，水火互根，而浮肿自退矣。方用白通汤主之。解见上。

问曰：病人腰痛，身重，转侧艰难，如有物系，天阴雨则更甚者，何故？

答曰：此肾中之阳不足，而肾中之阴气盛也。夫腰为肾之腑，先天之元气寄焉。元气足则肾脏温和，腰痛之疾不作。元阳一亏，肾脏之阴气则盛。阴主静，静则寒湿丛生，元气微而不运，气滞不行，故痛作。因房劳过度而损伤元阳者，十居其八；因寒邪入府，阻其流行之机者，十有二三。由房劳过度者，病人两尺[1]必浮空，面色必黑暗枯槁；由感寒而成者，两尺必浮紧有根，兼发热、头痛、身痛者多。凡属身重，转侧艰难，如有物系，天雨更甚之人，多系肾阳不足所致。寒湿所致亦同，总在脉色上求之。若阴虚所致，必潮热口干，脉细微，内觉热，逢亢阳更甚。元气亏者，可与潜阳丹；湿气滞者，可与肾着汤；由感寒者，可与麻黄附子细辛汤；肾虚者，可与滋肾丸、封髓丹、潜阳丹。解见上。

肾着汤

白术一两　茯苓六钱　干姜六钱　炙甘草三钱

麻黄附子细辛汤

麻黄八钱　附子六钱　细辛三钱

用药意解

按：肾着汤一方，乃温中除湿之方也。此方似非治腰痛之方，其实治寒湿腰痛之妙剂也。夫此等腰痛，由于湿成，湿乃脾所主也。因脾湿太甚，流入腰之外府，阻其流行之气机，故痛作。方中用白术为君，不但燥脾去湿，又

---

[1] 尺：原作“膝”，据文义及《医理真传》改。

能利腰脐之气。佐以茯苓之甘淡渗湿，又能化气行水，导水湿之气从膀胱而出。更得干姜之辛温以暖土气，土气暖而湿立消。复得甘草之甘以缓之，而湿邪自化为乌有矣。方中全非治腰之品，专在湿上打算，腰痛之由湿而成者，故可治也。学者切不可见腰治腰，察病之因，寻病之情，此处领略方可。

按：麻黄附子细辛汤一方，乃交阴阳之方，亦温经散寒之方也。夫附子辛热，能助太阳之阳，而内交于少阴。麻黄苦温，细辛辛温，能启少阴之精而外交于太阳。仲景取微发汗以散邪，实以交阴阳也。阴阳交相，邪自立解。若执发汗以论此方，浅识此方也。又曰温经散寒，温太阳之经；散寒者，散太阳之寒。若此病腰痛，乃由寒邪入太阳之外府，阻其少阴出外之气机，故腰痛作。少阴与太阳为一表一里，表病及里，邪留于阴阳交气之中，故留连不已。今得附子壮太阳之阳，阳旺则寒邪立消。更得麻、细二物，从阴出阳，而寒邪亦与之俱出。阴阳两相鼓荡，故寒邪解而腰痛亦不作矣。

十、阴虚问答

问曰:头胸独发热,心烦热,小便短赤,咽干者,何故?

答曰:此心热移于小肠,小肠热移于肾也。夫肾上通于脑,脑热由肾热也。肾为水脏,统摄前后二阴,前阴即小肠、膀胱,后阴即阳明大肠。肺与大肠为表里,心与小肠为表里。今因心热移于小肠,小肠受热,故便短。小肠血液为热所灼,势必乞救于肾水,热及于肾。肾水为邪火所扰,不能启真水上腾,故咽干。真水不能上交于巅,故脑热。法宜清热养阴、降火为主,方用导赤散。

导赤散方

生地一两　木通五钱　甘草三钱　淡竹叶二钱

用药意解

按:导赤散一方,乃养阴清热降火,平和之方也。夫生地黄甘寒入肾,凉血而清热,肾热清而脑热自解。木通甘淡,能降心火下行,导热从小便而出,故曰导赤。竹叶甘寒,寒能腾热。甘草味甘,最能缓正,亦能清热。此方行气不伤气,凉血不伤血,中和之剂,服之无伤,功亦最宏。苟能活法圆通,发无不中也。

问曰:两上眼皮红肿痛甚,下眼皮如常,渐渐烦渴饮凉者,何故?

答曰:此元阴不足于胃之上络,胃中之火遂发于上而津液伤也。夫上眼皮属阳明胃,下眼皮属太阴脾,今病在胃而不在脾,故上肿而下不肿。胃火太盛,渐伤津液,故口渴饮冷。然未至饮冷,阴血尚未太伤。若已至饮冷,阳明之腑症悉具。苟谓风寒之时气所作,必有风寒之实据可验。此则无故而发,现于阳明地界,故知其元阴不足于胃之上络,胃中之火得以袭之也。法宜灭火救阴为主。方用人参白虎汤。

人参白虎汤如无人参，即以洋参或沙参代之。

人参五钱　石膏八钱　知母六钱　甘草二钱　粳米一撮

古方分两，石膏用至一斤，知母六两，人参三两，甘草二两，米六合。因阳明胃火燎原，盘踞中宫，周身精血顷刻有灼尽之势，非杯水可救，故施其猛剂，取其速灭也。若此病虽属胃火，不得照此例以施之，故改用分两，不失经旨可也。

用药意解

按：人参白虎汤一方，乃灭火救阴之神剂也。夫病人所现病形，未见阳明之实据，不得妄施。若已现阳明之实据，即当急投。今病人上眼皮红肿痛甚，又见口渴饮冷，明明胃火已盛，津液已伤，此际若不急用人参以扶元阴，石膏以清胃热，知母以滋化源，甘草、粳米以培中气，势必灼尽津液，为害匪轻。此等目疾，不得不用此方。若视此方专为伤寒之阳明症立法，则为固执不通，不知仲景立法，方方皆是活法，凡属阳明之燥热为病者皆可服也，妙处在分两轻重上活变。今人过畏石膏不用，往往误事，实由斯道之不明，六经之不讲也。

问曰：两耳前后红肿痛甚，口苦者，何故？

答曰：此元阴不足于少阳之经，少阳经之阳气旺而为病也。夫两耳前后俱属少阳地界，今红肿痛甚，少阳之火旺可知。如系风寒阻滞所作，必现头痛身痛，寒热往来之候。内有抑郁所作，必有忧思不解之情，审察内外无据，则元阴之不足无疑。元阴之不足，亦有由生，有因脾胃久伤，而生化太微；有因房劳过度，元阳不足而转运力微。阴血渐虚，即不能滋荣于木，木燥而木病丛生。此红肿、疼痛、耳聋、口苦、胁痛、筋挛诸症作矣。兹揭出于两耳前后，不言胁痛、筋挛，举一隅[①]也。其中更有至要者，人身上下四旁，全凭元阴、元阳二气充塞。元阴不足，无论在于何部[②]，元阳之气，即旺于元阴不足之部而成病。元阳不足，亦无论在于何部，元阴之气，即旺于元阳不足之部

---

① 隅：原作“偶”。

② “全凭元阴、元阳二气充塞。元阴不足，无论在于何部”：原缺，据《医理真传》补。

而成病[①]。然二气寓于凡精、凡气之中，凡精气盛，元阴元阳自盛；凡精气衰，元阴元阳自衰。此二气盈虚消息机关，发病主脑。论二气，论部位，六经自在其中。验外感，察内伤，戕伐之机关自定。知得此理，仲景之心法可通；明澈无疵，调和水火之方有据。此病可与小柴胡汤，倍人参、黄芩。

小柴胡汤方

人参八钱　柴胡六钱　黄芩七钱　半夏四钱　甘草三钱　大枣四枚　生姜三钱

古方柴胡用至半斤，黄芩三两，人参三两，甘草二两，生姜三两，半夏半斤，大枣十二枚。是因寒伤太阳之气，不能从胸出入，逆于胸胁之间，留于少阳地界。少阳居半表半里之间，从表则热，从里则寒，故少阳主寒热往来。今为太阳未解之邪所侵，中枢不运。仲景立小柴胡一法，实以伸少阳之木气。木气伸，而太阳未解之邪，亦可由中枢之转运而外出矣。

用药意解

按：小柴胡汤一方，乃表里两解之方，亦转枢调和之方也。夫此方本为少阳之经气不舒立法，实为太阳之气逆胸胁立法。仲景以治太阳，实以之治少阳，治少阳即以治太阳也，人多不识。予谓凡属少阳经病，皆可服此方，不必定要寒伤太阳之气逆于胸胁，不能外出者可服。若此病红肿，确实已在少阳，无外感，无抑郁，非元阴之不足而何？将古方改用分两，以人参之甘寒为君，扶元阴之不足。柴胡苦平为臣，舒肝木之滞机，佐黄芩之苦，以泻少阳之里热。佐半夏、生姜之辛散，以宣其胁聚之痰水。枣、甘为使，以培中气。然枣、甘之甘，合苦寒之品，可化周身之阴；合辛散之品，可调周身之阳。化阳足以配阴，化阴足以配阳，阴阳合配，邪自无容，故能两解也。然古方重柴胡，功在转其枢。此方倍参、芩，功在养阴以清其热。变化在人，方原无定，总在活活泼泼天机，阴阳轻重处通变，不越本经界限可也。

问曰：鼻尖红肿，上牙龈肿痛，大便不利，烦躁谵语，口渴饮冷者，何故？

答曰：此元阴不足于胃，胃火旺盛，阴血又反伤也。夫元阴之气，若无一脏不足，必无红肿火症之虞。人只知为风邪、火邪所作，而不知元阴之早亏

① “元阳不足，亦无论在于何部，元阴之气，即旺于元阳不足之部而成病”：原缺，据《医理真传》补。

于内也。阴虚则火旺，故火症丛生。今病人所现症形，已具阳明之里症，此刻胃火旺极，阴血衰甚也。须知凡血之内寓元阴，凡气之内寓元阳，病人元阴先不足而火生，火生太烈，更足以伤其凡血，故曰壮火食气。食气者，食尽元阴之气也。世医以桂、附为壮火，不知桂、附补元阳之衰，阴虚人之要药，非阳旺阴虚之所宜也。此病法宜泻火救阴为主。方用大承气汤主之。

大承气汤

芒硝六钱　大黄五钱　枳实三钱　厚朴八钱

古方厚朴用至半斤，大黄四两，枳实五枚，芒硝五合，是因太阳之邪流入燥地，已经化为热邪，大实、大积、大聚、大便不通、狂叫、腹痛，脉沉实。阳明至此，非清凉升散可解，惟有下夺一法。仲景故立此方，以为阳明之将坏立法。然未至里实之盛者，亦可改分两以施之，不失本经里症宗旨可也。

用药意解

按：大承气汤一方乃起死回生之方，亦泻火救阴之方也。夫病人胃已经实，元阴将亡，已在瞬息之间。苟不急用大黄、芒硝苦寒之品，以泻其亢盛之热；枳实、厚朴苦寒之味，以破其积滞之邪。顷刻元阴灼尽，而命即不生。仲景立法，就在这元阴、元阳上探盛衰，阳盛极者阴必亡，存阴不可不急，故药之分两不得不重；阴盛极者阳必亡，回阳不可不急，故四逆汤之分两亦不得不重。二方皆有起死回生之功，仲景一生学问，阴阳攸分，即在二方见之也。他如一切方法，皆从六气变化而出，六经主气为本，各有提纲界限；六气为客，各有节令不同，不得混视。至于此病，虽具阳明里症，尚未大实之甚，而即以此方改分两治之，不失本经里症治法。分两虽殊，时势亦异，学者苟能细心体会，变化自有定据也。

问曰：两背两目赤，脉缕缕，痛甚，舌肿厚，小便不利者，何故？

答曰：此元阴不足而少阴火沸也。夫大小眼角，属心与小肠，二经之元阴不足，元阳之气便盛而为病。即为客邪，不必定要风寒闭塞而作，才为客气。如得此理，便得二气盈虚消息主客之道。况目窠乃五脏精华所聚之地，原著[①]不得一毫客气，著一毫客气，则目病丛生。客气二字，外指风、寒、暑、湿、燥、火时气，内指元阴、元阳偏盛所现，与风、寒、暑、湿、燥、火时气不同。

---

① 著：同“贮”，居积。

从外感来者，必有发热、头痛、清涕、畏寒等情；从内二气发生者，必无外形可征。元阴不足为病者，火必旺，即为实邪，多红肿痛甚。元阳不足为病者，阴必盛，即为虚邪，多不肿痛。即有肿痛甚者，乃元阳外脱之候，必现阴象以为据。若无阴象可验者，便是实火，此认症之要也。目科虽云七十二种，总不出阴阳虚实四字。目科以五脏所属名为五轮：风轮主肝，黑珠也；血轮主心，两眦也；气轮主肺，白睛也；水轮主肾，瞳子也；肉轮主脾，上下皮也。又分八廓，八廓即乾、坎、艮、震、巽、离、坤、兑是也。其要原不在此，学者务要在二气偏盛上求之，六气上求之可也。此病两眦与舌肿、小便不利者，心与小肠皆热也。法宜养阴清热为主，方用大剂导赤散加黄连、洋参主之。解见上。

问曰：咽喉痛，干咳无痰，五心烦热，欲饮冷者，何故？

答曰：此元阴不足，而少阴火旺逼肺也。夫少阴之脉挟咽喉，喉之痛由于火旺，肺之咳由于火逼。无痰者，火盛而津枯。五心烦热者，元阴虚而为邪火灼。欲饮冷者，阳欲阴以救也。法宜清热、润燥、救阴为主，方用黄连阿胶汤主之。

黄连四钱　黄芩三钱　芍药二钱　阿胶二钱　鸡子黄二枚

用药意解

按：黄连阿胶汤一方乃交阴阳之方，实养阴[①]清热之方也。此方本为少阴热化症，而为心烦、不得卧者立法。盖心烦者，坎中之精不能上交于心；不得卧者，离中之阴不能下降于肾。方中芩、连、芍药之苦，直清其热。又得鸡子黄以补离中之气，阿胶以补坎中之精，坎离得补，阴阳之气自调，升降不乖，而水火互为其根矣。今病人所现症形，全系元阴亏损，元阳变为客邪所作，故取苦寒柔润之品，以滋其枯涸之处，俾火熄而阴可立复，病可立瘳也。古方分两，立意不同，故所用甚重。今病势稍异，故改用之。

问曰：产妇二三日，偶有小疾，服行瘀破滞之药不效，延至月余，酿成周身肿胀。又服消胀之药，更加乳肿，不食，肛门逼胀，痛欲死者，何故？

答曰：此服药不当，酿成血脱之候也。夫产后之人，血暴下注，每多血虚，即有瘀滞、腹痛、乳肿、血晕之症，只宜温中、活血、行气之品，不可大施破血破滞之味。昧者专以破瘀滞为主，不知气得温而瘀滞自行，血得活而瘀滞

① 阴：校补。

自散。此病因误服消导，酿成坏症，独不思产妇血既大虚，全赖扶阳气以生之，今不扶其阳而更耗其阳，阳气既耗，阴血何由得生？瘀滞何由得行？今成血脱，而元气无依，周身散漫，故肿胀丛生。此刻只宜收纳元阳，犹虑不及，尚服见肿消肿之药，更加乳肿、肛门逼胀欲死，其下脱之机已经毕露。法宜峻补其血，血得补而气有所依，气有依而肿胀自然不作。方用当归补血汤，加鹿茸、黑姜、麦芽、甘草、葱、酒。

当归补血汤方

当归四钱　黄芪一两　鹿茸三钱　麦芽五钱　黑姜三钱　炙草二钱　甜酒半杯　葱头子四个

用药意解

按：补血汤一方，乃活血行气之方，实补血之方也。夫当归味苦，入心能补心，心者，生血之源也。黄芪甘温补肺，肺者，正气之宗也。当归得黄芪而血有所附，黄芪得当归而气有所依，即名补血汤亦可，即名补气汤亦可。古人称为补血汤者，取阳生阴长之义。予谓气血精[①]补。欲补气者，当倍当归而轻黄芪，从阴引阳法也；欲补血者，当倍黄芪而轻当归，从阳引阴法也。此方倍黄芪，故名补血汤。今产妇病四十余日，既酿成血症，欲脱而未脱之际，忽得补血之品，而血虚可复。又得补气之物，而血有统制，血既有统制，而欲下者不下，则肛门逼胀之症可除。加鹿茸者，取纯阳之质，以助真阳之气。佐姜、草，不但有温中之功，又有化阴之意。用葱头，以降离阴而下行；用甜酒，以鼓坎阳而上行。使麦芽从中以消散其壅滞之气血，不寒不燥，故治此病易也。况当归重用，有活血之能；黄芪重用，有行气之妙。前贤往往用于血虚发热之症颇效。予谓血虚、气虚皆可，不必固执。

问曰：病人口臭舌黄，饮冷，呃逆不休，水泻不止，步履如常者，何故？

答曰：此元阴不足而胃火旺甚也。夫口臭有二，有先天精气发泄者，口虽极臭，而舌滑润微黄，人无神而阴象全现，决不饮冷。胃火旺者，口臭，舌必干黄，口渴饮冷。呃逆者，火之上冲。泻不止者，火之下降。步履如常者，火之助也。法宜下夺为主，方用大承气汤主之。解见上。此条上中下三部俱备，学者不必定要全见而始用此方，活法圆通，人贵于知机耳。

---

① 《医理真传》作“双”，《义胜》，第 66 页。

问曰:平人干咳无痰者,何故?

答曰:此元阴不足而肺燥也。夫肺为金,生水之源也。元阴不足而邪火生,火旺克金,故肺燥。肺气燥,斯干咳作矣。法宜苦甘化阴,养血为主。方用甘草干姜汤合当归补血汤,加五味子治之。

甘草干姜汤

甘草二两　干姜五钱,炮

用药意解

按:甘草干姜汤一方,乃辛甘化阳之方也,亦苦甘化阴之方也。夫干姜辛温,辛与甘合则从阳化。干姜炮黑,其味即苦,苦与甘合则从阴化。仲景以此方治误吐逆烦躁而厥者,取辛甘以化热,守中而后阳也。又治吐血,治中寒,取辛甘以化阳。阳,气也,气能统血,阳能胜寒,阳能温中也。又用以治拘急、治筋挛、治肺痿、治肠燥,取苦甘化阴。阴,血也,血能胜热,血能润燥,血能养筋也。今病人既现干咳无痰,肺气之燥明矣。即以化阴之法合当归补血汤,加五味子治之,俾燥热解而肺气清,肃令行而干咳自不作矣。

问曰:妇女病忽喜忽笑,言语异常,似颠非颠,似狂非狂者,何故?

答曰:此真水不能上交于心,心热生而神无主也。夫人一身,全赖水火两字,水火相依而行,彼此互为其根。火下降则肾脏温,水上升则心脏凉,此阴阳颠倒之妙也。今病人所现症形,明系真阴不足,不能上交于心,则心热生。心者,神之主也,热甚则神昏,故喜笑言语异常,而人若颠也。诸书称为热入血室,尚未窥透此理,不知心者生血之源也,血室者冲脉之所居也。冲为血海,即有热入,未必即若颠狂也,当以热甚神昏为确。法宜养阴清热,交济阴阳为主。方用栀豉汤主之。

栀豉汤

栀子一两　豆豉二两

用药意解

按:栀豉汤一方,乃坎离交济之方,非涌吐之方也。夫栀子色赤、味苦、性寒,能泻心中邪热,又能导火热之气下交于肾而肾脏温。豆形象肾,制造为豉，轻浮能引水液之气上交于心而心脏凉。一升一降，往来不乖，则心肾交而此症可立瘳矣。仲景以此方治汗吐下后，虚烦不得眠，心中懊侬者，是取其有既济之功。前贤以此方列于涌吐条，未免不当，独不思仲景既列于汗吐下后虚烦之症，犹有复吐之理哉？

问曰：每日早饭后，即咳吐黄痰数口，五心潮热，心烦口渴，大热饮冷，六脉细数者，何故？

答曰：此元阴虚极，火旺而津液欲竭也。夫大热、口渴、饮冷，心烦、咳吐黄痰，症象白虎之形。然六脉细数，细为血虚，数为血热，明明血虚生内热，则又非白虎之的症也。医于此际，不可猛浪，务要审确。予细推究病情，伤寒阳明症之烦躁、口渴、饮冷、发热，是从外感得来，脉必长大，定有头疼、身痛、恶寒等情。血虚之大渴、饮冷、烦躁、发热，从内伤得来，或吐血，或久咳，或产后血暴虚，或抑郁损伤心脾，脉必细微，甚则细数，定少头疼、身痛、恶寒等情。切切不可轻用白虎，误用白虎，为害匪轻。法宜峻补真阴为主，方用独参汤，或当归补血汤亦可。解见上。

独参汤（人参即以洋参代之）

洋参三两

用药意解

按：独参汤一方，乃补阴之第一方也。今人用为补阳回阳，大悖经旨，由其不知水火立极之妙，药性功用之专。予为活人计，不得不直切言之。夫人身所恃以立命者，惟此水火而已。水火即气血，即阴阳。然阳之根在乎坎，天一生水，一点元阳含于二阴之中是也；阴之根在乎离，地二生火，一点元阴藏于二阳之内是也。水火互为其根，乾坤颠倒，各有妙用，故《经》云善补阳者，于阴中求阳；善补阴者，于阳中求阴。今人罕明此理，一见阳虚症，用药即着重心，而不知着重肾。一见阴虚症，用药即着重肾，而不知着重心。究其所用药品，阳虚重在人参，阴虚重在熟地。查熟地甘寒补阴，尚不为错，而人参甘寒，近来所出洋参味苦，苦寒之品皆补阴之品，非补阳之品。故仲景不用参于回阳，而用参于大热亡阴之症以存阴，如人参白虎汤、小柴胡汤之类是也。大凡药品，性俱苦寒、酸涩、咸味者，功专在阴；具甘温、辛淡、辣味者，功专在阳。今人着重在后天坎离之阴阳，而不知着重坎离中立极之阴阳，故用药多错误也。

仲景一生学问，即在这先天立极之元阴、元阳上，探求盈虚消长，揭六经之提纲，判阴阳之界限。三阳本乾元一气所分，三阴本坤元一气所化，五脏六腑皆是虚位。二气流行，方是真机。阴阳盈缩，审于何部，何气所干，何邪所犯。外感由三阳而入内，六客须知；内伤由三阴而发外，七情贵识。用药各有实据，如六经主方是也。然补坎阳之药，以附子为主。补离阴之药，以人参为先。调和上下，权司中土，用药又以甘草为归。此皆立极药品，奈人不察何！

予细推世之用人参以补心，即为补阳也。不知心虽属阳，外阳而内阴，功用在阴，周身阴血俱从火化得来，故色赤。《经》云心生血，又曰火味苦，以苦补心，即是补离中之阴也，而非补真阳也。千古以来，用参机关，惟仲景一人知之。而时[①]珍《本草》云：能回元气于无何有之乡。推斯意也，以为水火互为其根。《经》曰：阳欲脱者，补阴以留之，独参汤是也；阴欲脱者，补阳以挽之，回阳饮是也。至于阴盛逼阳于外者，用参实以速其阳亡也；阳盛灼阴将尽者，回阳实以速其阴亡也。凡用参以冀回阳，总非至当不易之理，学者宜知。若此症所现，乃阳旺阴虚之甚，正当用参以扶立极之元阴。元阴盛而周身之阴血自盛，血盛而虚者不虚，病者不病矣。

问曰：酒客病，身大热而喘，口渴饮冷，无头疼、身痛、畏寒者，何故？

答曰：此积湿生热，热盛而伤血也。夫嗜酒之人易生湿热症，因酒性刚烈发散，入腹顷刻，酒气便窜于周身皮肤。烈性一过，湿气便留中脘。中土旺者，湿气易去。中气弱者，湿气难消，久久中气更虚，湿气因而成疾。湿气流注四肢，便成痰火手脚。医生一见痰火手脚，便照痰火治之，鲜有愈者。以余主治，法宜温中除湿、辛甘化阳之品。若此症由湿聚日久，因而生热，热气逼肺，则喘症生；热伤津液，则口渴作。法宜清热燥湿、升解为主，方用葛根黄连黄芩汤。

葛根黄芩黄连汤

葛根一两　黄连五钱　黄芩五钱　甘草五钱

古方葛根至半斤，芩、连、草各二两，因太阳桂枝症误下，邪陷于中土，下利不止，脉促喘汗者，内陷之邪，尚欲从肌腠而外出不能出，涌于脉道，则脉促；涌于华盖，则气喘。仲景故用葛根以升腾胃气，鼓邪仍从外出。佐以芩、

① 时：原作“士”。

连之苦，苦以坚之，坚毛窍以止汗，坚肠胃以止泻。又以甘草调中，邪去而正立复，病自不难解矣。今改用分两，借以治酒客之积湿生热，大热而喘者，亦更妙也。

用药意解

按：葛根黄芩黄连汤一方，乃表里两解之方，亦宣通经络、燥湿清热之方也。夫葛根气味甘辛，禀秋金之气，乃阳明胃经主药也。阳明主燥，肌肉属阳明胃，胃热甚，故肌肉亦热。胃络上通心肺，热气上涌于肺，故喘；热伤脾中阴血，故渴。今得葛根之升腾，宣通经络之邪热，热因湿积者，热去而湿亦去矣。况得芩、连之苦，苦以清热，苦能燥湿，复得甘草之甘，和中以培正气。内外两解，湿热自化为乌有矣。此方功用尚多，学者不可执一。

问曰：老人大便艰涩不出者，何故？

答曰：此血虚甚而不能分润沟渠也。夫年老之人，每多气血两虚，气旺则血自旺，气衰则血自衰。然年老之人，禀赋原有厚薄，不得概谓气血两虚。亦有素禀阳旺者，精神不衰，出言声厉，饮食不减，此等多由火旺阴亏。亦有禀赋太薄，饮食不健，素多疾病，乃生机不旺，运化太微，阴血渐衰，不能泽润，肠胃枯槁，此真血虚之侯。二条乃言老人之禀赋。亦有因外邪入阳经，变为热邪，伏于肠胃而闭结者；亦有阴盛阳微，下焦无阳，不能化阴而闭结者；亦有肺内伏热而闭结者。认症总宜清耳。若老人大便艰涩，无外症者，即是血枯俱多，法宜苦甘化阴为主。方用当归补血汤加蜂蜜，或甘草干姜汤。解见上。或麻仁丸。

麻仁丸

麻仁二两　芍药八钱　枳实八钱　大黄一两六钱　厚朴二钱　杏仁一两　白蜜一两

用药意解

按：麻仁丸一方，乃润燥行滞之方，实苦甘化阴之方也。夫人身精血俱从后天脾胃化生，脾与胃为表里，胃主生化，脾主转输，上下分布，脉络沟渠，咸赖滋焉。今胃为伏热所扰，生化之机不畅，伏热日炽，胃土干燥，渐渐伤及脾阴。脾阴虚甚，津液不行于大肠，肠胃火旺，积粪不行，故生穷约。穷约者，血枯而无润泽，积粪转若羊矢也。故仲景立润肠一法，使沟渠得润，穷约者自不约也。药用麻仁、杏仁，取多脂之物以柔润之。佐大黄、芍药之苦以下降之，取厚朴、枳实之苦温以推荡之，使以白蜜之甘润，与苦合而化阴。阴得化而阳生，血得润而枯荣，肠胃水足，流通自如，推荡并行，其功迅速。此方宜用为丸，缓缓柔润，以治年老血枯，实为至当之法。今改用分两为汤，取其功之速，亦经权之道也。

问曰：男子阳物挺而不收者，何故？

答曰：此元阴将绝，阳孤无匹也。夫阳物之举，乃阳旺也。阳旺极宜生阴，阴生阳自痿，乃阴阳循环不易之理。今出乎至理之外，挺而不收，明明有阳无阴象也。此际法宜救阴，大补先天元阴为主，方用独参汤主之。解见上。或六味地黄汤亦可。

六味地黄汤

熟地一两　枣皮八钱　淮药五钱　茯苓五钱　丹皮六钱　泽泻三钱

用药意解

按：地黄汤一方，乃利水育阴之方也。夫地黄甘寒，滋肾水之不足；二皮酸寒，敛木火之焰光；山药、茯苓，健脾化气行水；泽泻甘寒，补养五脏，又能消湿。此病由水虚而火旺，又加木火助之，故不收。今得地黄补水，又能滋肝。肝主宗筋，乃阳物之根也。宗筋得润，而阳物立痿。佐二皮一敛一泻，火光即灭。又得山、苓、泽泻，健脾化气，以行津液，庶几此病易瘳。古人云补阳足以配阴，乃为阳痿不举柱脚，为一切阳虚柱脚；补阴足以配阳，乃为阳挺不收柱脚，为一切阴虚柱脚。此条应专以滋阴为是，不应利水，利之似反伤阴。不知用利药于地黄之内，正取其利，以行其润之之方也。学者不可执一，分两与古方不同，改用也。

问曰：病人每日半夜候，两足大热如火至膝，心烦，至午即愈者，何故？

答曰：此血虚阳旺也。夫人身以阴阳两字为主，阳生于子至巳时，属三阳用事，正阳长阴消之时，阴虚不能配阳，阳旺故发热。至午即愈，乃阴长阳消，阳不胜阴，故热退。世人以为午后发热为阴虚，是未识阴阳消长之道也。予治一易姓妇，每日午初即面赤发热，口渴喜热汤，至半夜即愈。诸医概以补阴不效，予以白通汤，一服而愈。此病法宜补阴以配阳为主，方用补血汤，或地黄汤。解见上。

问曰：秋月人忽然腹痛水泻，日数十次，完谷不化，精神不倦者，何故？

答曰：此肺中之元阴不足，肺气燥甚也。夫大便水泻至完谷不化，谁不以为脾胃之败也？不知肺气燥极，亦有此症。肺与大肠为表里，大肠主传送，饮食入胃，不待消化，随燥热之气下降，而直趋大肠，故日泻数十次，腹痛、饮冷、不倦。若果脾败完谷不化，精神之倦极可知，决然病久非暴也。至于水泻一症，有泻出色黄极者，胃火旺也；泻出色白者，下元无火也；泻出色青者，厥阴之寒化也；泻出色如酱汁者，太阴之湿化也；泻出如溏鹜者，脏有寒也。亦有泻出色白如涎者，肺有热也；有泻出淡赤色者，阳不统阴也。以上数症，临症时再察虚实新久，脉息有神无神，用药自有据也。此症法宜清燥为主，方用甘桔汤，加二冬、地骨、桑皮、黄芩、杏仁、白蜜治之。

甘桔汤

甘草一两　桔梗八钱　天冬四钱　麦冬四钱　地骨三钱　桑皮三钱　黄芩二钱　杏仁二十粒　白蜜五钱

用药意解

按：甘桔汤一方，乃苦甘化阴之方也。此方仲景用以治少阴之咽痛症，因少阴之火上浮与咽，少阴之络挟咽故也。得甘桔之合化，而少阴得养，故愈。今用以治太阴，取桔梗之苦以开提肺气，而伏热而消；取甘草之甘，大甘足以化热。苦与甘合，又能化阴，化阴足以润肺。又加以二冬、二皮、黄芩、杏仁、白蜜，一派甘寒苦降之品以助之，而肺燥立止，水泄自不作矣。

问曰：病人干咳，周身皮肤痒者，何故？

答曰：此元阴虚不能润肺，肺燥而不能行津液于皮肤也。夫病人干咳，乃血虚肺燥之验。肺主皮毛，肺气清则节令行而不乖，脏腑咸赖。肺气燥则节令失，而津液不行，百病丛生。津液不行于内，则肺痿、脏结、肠燥、痿躄、筋挛、骨蒸等症即起。津液不行于外，则皮毛、肌肤、爪甲枯槁燥痒之症立作。此条言血虚肺燥，有如是等症，法宜清燥养营为主。方用补血汤合甘草干姜汤，加五味、白蜜治之。解见上。

业斯道者，须知人身气血运用机关，气血之根皆在下，培养在中，发用在上。根即此◐也，培养即此◎也，发用即此⊙也。肺主气，即发用之外圈；心主血，即发用之内圈。外圈本乾体所化，内圈本坤体所生，天包乎地，地成乎天，混然一物。地气上腾，指坎中一阳由下而中而上，一呼即起；天气下降，指离中真阴由上而中而下，一吸即入。故曰"呼吸者，阴阳之橐籥也"。呼则气行而血随，吸则血行而气附。呼吸虽判乎阴阳，其实升则二气同升，降则二气同降，升降循环不已，故即上下以判阴阳也。先圣恐人不明，故画卦以明阴阳，乾坤则称为先天，六子乃为后天。今人专在后天论阴阳生克固是，而不在先天论阴阳盛衰，是知其末而未知其本也。苟有知得阴阳升降之道者，庶可与共学适道矣。

问曰：筋缩不伸者，何故？

答曰：此血虚不能养筋，筋燥故也。夫筋之燥也，有由生。虽云水能生木，其实水火之功用在心肺。肺主气，心主血，肺气行于五脏，血亦行于五脏。肺气行于六腑，血亦行于六腑。肺气燥极，则运用衰，津液不润于筋，则筋燥作。筋燥甚，故缩而不伸也。法宜清燥养血为主，方用芍药甘草汤主之，或加二冬、白蜜亦可。

芍药甘草汤方

芍药二两　甘草二两，炙

用药意解

按：芍药甘草汤一方，乃苦甘化阴之方也。夫芍药苦平入肝，肝者，阴也。甘草味甘入脾，脾者，土也。苦与甘合，足以调周身之血。周身之血既调，则周身之筋骨得养，筋得血养而燥气平，燥气平则筋舒而自伸矣。然亦不必拘定此方，凡属苦甘、酸甘之品，皆可以化阴。活法圆通之妙，即在此处也，学者须知。

问曰：年老之人多健忘、言语重复者，何故？

答曰：此元阴虚极而神无主也。夫心生血，神藏于血之中。神者，火也，气也，即坎中一阳而寓于血之中。气与血相依，故别其名曰心藏神，即此可知鬼神之用也。《书》曰：鬼神者，二气之良能也。良能二字，即真阴、真阳之本性也。神禀阳之灵，天体也，位尊，故曰神；鬼禀阴之灵，地体也，位卑，故曰鬼。人之为善，则性从阳，光明气象；人之为恶，则性从阴，黑暗气象。人死而为神为鬼，即在平日修持上判也。将死之际，善气重者，元神从天门而出,定为神道;恶气重者,元神从地户而入,定为鬼道。若老人气血已衰,精神自然不足,不足故神昏也,然又非热甚神昏之谓也。法宜养血为主,气血双补亦可。方用补血汤、独参汤,或参枣汤亦可。补血、独参二汤,解见上。

参枣汤

洋参一两　枣仁一两　甘草五钱　猪心一个

以上三味为细末,同猪心炖服,或同猪心捣为丸俱可。

用药意解

按:参枣汤一方,乃苦甘化阴,酸甘饮阴之方也。因元阴虚极,不能养神,神无所主,故时明时昧,犹若残灯将灭,而火光不明。苟能更添其膏,火光自然复明也。今以洋参之苦甘、枣仁之酸敛,以扶其元阴,元阴敛而真气即敛,故曰藏神。又得猪心同气相求,庶几心神明而不昧。复取甘草从中合化,而真血有源源不竭之妙也。此方不独治老年健忘,凡属思虑损伤阴血者,皆可服也。

问曰:大肠脱出数寸,肛门如火,气粗而喘,欲饮冷者,何故?

答曰:此元阴不足于肺,肺火旺而大肠之火亦旺也。夫脱肛一症,原有阳虚、阴虚之别。阳虚之脱肛者,由元气衰极,不能约束也,其人必困倦无神,渴必饮热,阴象全见,法宜温中。阴虚之脱肛者,由于下焦火旺逼出也,其人精神不衰,渴喜饮冷,热象全见。然此二症多起大泻大痢之后,治者务要认定阴阳实据,自然获效。此症即阴虚火旺也,火上逼肺,故喘;火下逼肠,故肛出。法宜滋阴泻火,方用大黄黄连泻心汤,或葛根黄芩黄连汤亦可,解见上。

大黄黄连泻心汤

大黄一两　黄连五钱

用药意解

按:大黄黄连泻心汤一方,乃泻火之方也。仲景以此方治心下痞满,按之濡者。是因无形之热邪伏于心下,而以此方泻之也。今借以治此症,似亦未切,不知大黄、黄连苦寒,能泻三焦邪热。此病既因热上攻肺而喘症生,热下攻肠而脱肛作,得大黄、黄连之苦寒泻火。火邪一去,上下自安,亦握要之法也。

问曰:小便便时痛甚,口渴饮冷,其淋症乎?非淋症乎?

答曰:此膀胱之元阴不足,为邪火所灼,乃太阳腑症之甚者也。因邪犯太阳,从太阳之标阳而化为热邪,伏于膀胱,故口渴饮冷而便痛,法宜化气行水,方用五苓散主之。其实近似淋症,淋症亦皆膀胱之症也。前贤有血淋、气淋、沙淋、石淋、劳淋五淋之别,总而言之,不出阴阳两字。有阳衰不能化停滞之精而作者,十有七八。推其源,多起于梦中遗精,忽觉而提其气以留之,精之已离位者,不能复位,发泄不畅,当心气下降而便溺,败精欲出而不能出,故小便痛甚,此受病之根也。此病法宜大助元阳,鼓之化之,俾气化行而精气畅。世人一见便痛为火,不敢轻投桂、附,是未识透此中消息也。亦有精停日久,阻滞气机,郁而为热,灼尽膀胱阴血,败精为邪火所熬,故有砂石之名。总缘火由精停起见,阳虚之人得此者多,方宜白通汤、三才、潜阳诸方。阴虚之人,火旺太甚,宜滋肾丸、六味丸、五苓散之类。解见上。或附子泻心汤亦可。

五苓散

白术一两　茯苓八钱　猪苓五钱　泽泻五钱　桂枝六钱

附子泻心汤

附子一枚　黄芩五钱　黄连五钱　大黄一两

用药意解

按:五苓散一方,乃化气行水之方也。因寒伤太阳之腑,气化不宣,水道不利而生邪热,热伤津液,不能上升,故渴。气化不行,尿欲出而不即出,故痛。今得二苓、术、泽,专行其水以培中。最妙在桂枝一味,化膀胱气机,气机化行,自然郁热解而寒邪亦解。此方重在化气,不重在去热一面,可知气化行即是去热也,世多不识。

按:附子泻心汤一方,乃寒热并用之方也。仲景以此方治心下痞,而复恶寒、汗出者,是少阴无形之热伏于心下而作痞,复见太阳之寒,又见汗出,有亡阳之虑,故用芩、连、大黄以泻少阴无形之伏热。又用附子以固根蒂而追元阳,寒热互用,真立方之妙也。今借以治停精而生热为淋者,用附子以鼓先天之阳,佐芩、连、大黄以泻伏热,是不固之固、不利之利也。方书多用利水清热之品，是治热结一法，而遗化精一法。予意方中再加安桂二三钱，以助附子之力，而又能化气。气化精通，热解邪出，何病淋之患哉？如三才封髓丹加安桂、滋肾丸倍安桂，皆可服用，切勿专以分利为主也。

问曰：五更后常梦遗精，或一月三五次，甚则七八次者，何故？

答曰：此元阴虚而神不为主也。夫遗精一症，与遗尿有些微之别。尿窍易开，精窍不易启，然二窍之开阖，总属心气下降，轻重浅深不同耳。然而梦遗之症，诸书所论纷纷，未有实据。以予细揆其理，人身以神为主，神居二气之中，昼则寄于心，夜则居于肾。遗精之症，戌亥以前者，病在于肾；子时以后者，病在于心。此人神从阴从阳之道也。人身上下关窍，总在一神字统之。神即火也，气也，坎中之真阳也。真阳配真阴，神始有主。真阴配真阳，神始有依。梦遗之病，务审究在上半夜或下半夜，以定神之所在。病于上半夜者，主阴盛阳衰，阳虚不能统摄精窍，而又兼邪念之心火动之，故作。法宜扶阳为主，如潜阳丹、白通汤、桂枝龙骨牡蛎汤之类是也。病在下半夜者，主阳盛阴衰，阴虚不能配阳，阳气既旺，而又有邪念之心火助之，神昏无主而不能镇静，故作。法宜扶阴以抑阳，如封髓丹倍黄柏、参枣汤加黄连、补血汤、将军蛋、洋参蛋之类是也。其中受病之根，由于素多淫念，或目之所见而心思，耳之所闻而慕切，念头辗转不断，一片淫情不觉已固结于神之中也。一经熟睡，元神游于梦幻之乡，或有见，或有闻，或有交，邪念一动，心火下流，兼以相火助之，直冲精窍，窍开而精自泄也。此病而云血虚神无主者，是遗泄在五更后，正阳长阴消之时，故知其血虚也。法宜补阴以配阳，方用参枣汤。解见上。

问曰：平人精神不衰，饮食健旺，常口渴而欲饮冷，小便亦常觉不快，夜夜遗尿者，何故？

答曰：此元阴不足，而下焦有伏热也。世多以遗尿属下元无火，其实不尽然。有真下元无火者，乃阳虚不能统束关窍，其人必精神困倦，饮食减少，有阳虚之实据可凭。法宜收纳元阳，补火为要。此则精神不衰，饮食如常，定是膀胱素有伏热，亦有心移热于小肠，肝移热于脬而遗者，是热动于中，关门不禁也。即在心肝两部脉息上求之便了。若果心移热而作者，导赤散可用；肝移热于脬而作者，小柴胡倍黄芩亦可医。再审其上半夜与下半夜，以探阴阳消长机关，而按法治之，必不失也。此症直决为膀胱伏热，是因其人精神，饮食有余，渴常饮冷，便常不快，是以知之也。法宜滋肾泻火为主，方用六味地黄汤，加知、柏。解见上。

问曰：两足冷如冰，不能步履，服桂、附除湿药不效，而更甚者，何故？

答曰：此非阳衰湿侵于下，实血虚肺燥，不能行津液于下也。夫人身上下全赖二气布护，真阳不足，亦有冷者，服桂、附以助之即愈。脾虚不能转运水湿而作者，服健脾除湿药必效。此则不然，知非阳虚湿盛，乃有肺虚肺燥也。肺乃百脉之宗，出治节者也。肺气行，则津液流通贯注，百脉增荣；肺气燥，则津液不行，百脉失养。今两足冷如冰，乃水衰火极之象。人身水居其一，火居其二，火甚则津枯而骨髓失养。其实由肺之燥而津液不充，津液不充，邪火立起。……[①]

① 以下缺失。